나 여호와가 말하노라
너희를 향한 나의 생각은 내가 아나니
재앙이 아니라 곧 평안이요
너희 장래에 소망을 주려 하는 생각이라

예레미야 29장 11절

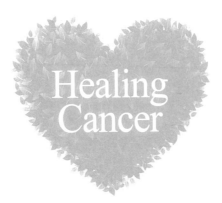

Healing
Cancer

암으로부터의 자유
힐링캔서

초판 1쇄 발행 | 2014년 04월 15일
초판 2쇄 발행 | 2014년 04월 20일

지은이 | 이지은
펴낸이 | 김왕기
펴낸곳 | 푸른영토

주　간 | 맹한승　　　　　　편집장 | 최옥정
편집부 | 원선화, 김한솔　　마케팅 | 임성구

주소 | 경기도 고양시 일산동구 장항동 865 코오롱레이크폴리스1차 A동 908호
전화 | (대표)031-925-2327, 070-7477-0386-9 · 팩스 | 031-925-2328
등록번호 | 제2005-24호 등록년월일 | 2005. 4. 15

전자우편 | designkwk@me.com
ⓒ이지은, 2014

ISBN 978-89-97348-29-9 03510

암 환자와 가족이 알아야 할 80문답

암으로부터의 자유
힐링캔서

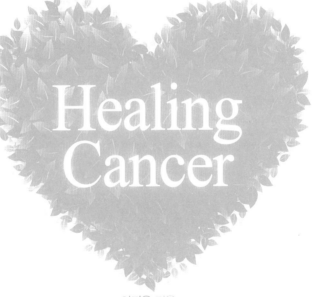

Healing
Cancer

이지은 지음

푸른영토

누구나
암에 걸릴 수
있습니다

　　암은 이제 열 명 중 한 명, 남성의 경우 세 명 중 한 명, 여성의 경우 네 명 중 한 명이 걸리는, 주변에서 쉽게 찾아볼 수 있는 병이 되었습니다. 암은 더 이상 특별한 사람만 걸리는 병이 아닙니다. 주변을 둘러보면 꽤 가까운 사람 중에도 암 환자가 있습니다. 가족 중에 암 환자가 있을 수도, 이 책을 보는 자신이 암 환자일 수도 있습니다.

　　암에 대한 정보도 TV, 인터넷, 서적 등에서 이미 넘쳐나고 있습니다. 최근 부활의 기타리스트 김태원이 〈남자의 자격〉이라는 텔레비전 프로그램을 통해 우연히 위암을 발견하면서 암에 대한 경각심을 일깨웠습니다. 또 '힐링Healing'이라는 단어가 대두되고 〈힐링캠프〉 같은 텔레비전 프로그램이 생겨나면서, 사람들이 '치유'에 더 많은 관심을 갖게 되었습니다. 이제는 암 치유에 대해 적극적으로 이야기할 수 있는 상황이 되었음에 감사합니다.

하지만 그러면서도 자세히 들여다보면 그중 상당수가 '새로 발견된, 또는 입증된 암 치유법'이라는 과장된 광고문구로 절박한 암 환자와 가족들을 현혹하고 있다는 것을 알 수 있습니다. 더구나 암에 관련해서 서로 상반된 의견을 주장하고 있기도 합니다. 암 전문가가 아닌 암 환자와 가족은 오히려 정보의 홍수 속에 휘말려 지치기 쉽습니다.

이 책은 그것들과 달리 전인격적인 치유를 위한 세 가지 측면에서의 치료 방법을 통해 소개하고 있습니다.

그 첫 번째 방법은 지성 치료입니다. 지성 치료란 가장 기본적인 치유법으로 육신 자체를 치료하는 것입니다. 따라서 지성 치료에서는 암에 대한 기본적인 정보를 이해하는 것이 중요합니다. 암에 대한 이해는 암이 주는 막연한 두려움을 극복하는 데 도움을 줍니다. 또 올바른 치료방법 및 대처방법 등은 앞으로 암 환자와 가족이 경험하게 될 상황들에 잘 대처하는 데 도움이 됩니다.

두 번째 방법은 감성 치료입니다. 감성 치료는 마음을 치유하는 것입니다. 이것은 단순한 긍정적 결심이나 무의식에 호소하는 세뇌가 아닙니다. 다양한 감성 치료의 종류와 효과를 제대로 파악해서 암을 적극적으로 치료할 수 있도록 해야 합니다.

세 번째 방법은 영성 치료입니다. 영성 치료는 영혼을 치유하는 것입니다. "마음이 영약이다"라는 말이 있는데, 여기서 말하는 마음은 영혼이라는 개념으로 이해해야 합니다. 내 안에서 암에 걸릴 수밖에 없게 한 요인을 발견하고 그것을 치유할 때 진정한 치유가 이루어질 것입니다. 이 영성 치료는 어떠한 종교적인 영성치유의 행위 자체를 지지하는 것이 절대 아닙니다.

암 진단을 받고 나면 암 환자뿐만 아니라 가족까지 '죽음'은 자신의 힘으로 극복하기 어려운 것이라고 느끼는 상황에 직면합니다. 마치 바다 한복판의 작은 돛단배에 덩그러니 놓인 느낌일 수 있습니다. 그런데 이들 중 한 명이라도 이 바다의 위치가 어디이며, 육지에 도달하기까지의 거리와 방향을 안다면 작은 돛단배 위에 있는 암 환자와 가족들은 희망을 잃지 않고 마지막까지 최선을 다할 것입니다. 그리고 노를 젓는 동안 지치고 힘든 순간이 있어도 서로 이해하고 격려하며 육지까지 항해할 수 있을 것입니다.

《힐링캔서 Healing Cancer》는 이제 막 암 진단을 받아서 경황이 없거나 오랫동안 암을 치유하는 중인 많은 사람들을 위한 책입니다. 주위에서 암을 이겨내고 있는 암 환자와 가족에게 무엇을 도와야 할지, 어떻게 위로해야 할지 모를 때 도움이 될 것입니다. 특히 암으로 힘들어 하는 암 환자와 가족들에게 조금이나마 공감과 위로가 되기를 바랍니다.

《힐링캔서 Healing Cancer》는 암 치유 그 자체뿐만 아니라 나아가 육체와 정신, 그리고 영혼의 치유에까지 이르는 진정한 암 정복 가이드가 될 것입니다.

우선 이 책을 집필하기 위해 회사를 그만두고, 하나님 알리기 위한 활동을 하는 삶을 이해해준 가족들에게 감사합니다. 그리고 책을 쓰는 동안 실질적인 정보를 제공해주시고 은혜로 끊임없이 인도해주신 도애란 원장님, 동생과 우리 가족을 위해 기도해주신 내수동교회 청년들과 삼일교회 청년들, 동생의 암 치유 기간뿐만 아니라 원고 쓸 때도 아낌없이 사랑해주고 격려해준 찬임 언니, 원고 쓰기 위해 도서관까지 가는 나를 아침마다 태워다 준 성기 오빠, 원고를 위해 기도해주신 윤정혜 사모님 등 많은 분들께 진심으로 감사드립니다.

또한 이 책의 내용을 전자책으로 흔쾌히 만들어주시고 수익도 기부하시는 아이이펍의 김철범 대표님께 감사드립니다. 더불어 5년 전, 제 여동생과 같은 담관암 초기 진단을 받고 지금은 완쾌하신 푸른영토의 김왕기 대표님! 본인이 암 환자였을 때를 잊지 않고 암 환자들을 위해서 이 책을 종이책으로 발간해주신 점, 진심으로 감사드립니다. 게다가 책 판매 수익의 10%를 십일조와 암으로 부모님을 잃은 아이들에게 장학금을 주는 데 동참해주시는 대해 다시 한 번 감사의 말씀 전합니다. 마지막까지 원고를 검수해주시고, 추천사까지 써주신 사랑의교회 박남규 목사님께도 감사드립니다.

이 모든 은혜와 지혜를 허락하시고, 모든 것이 합력하여 선을 이루게 하신 하나님께 감사드립니다.

> 하나님을 사랑하는 자에게는 모든 것이 합력하여 선을 이루느니라.
>
> ⋯ 로마서 8장 27~28절

하나님의 선하심을 전하며 사는 자녀

이지은

여동생의 암과
우리 가족
이야기

여동생을 암으로 하늘나라에 먼저 보낸 지 3년이 되어갑니다. 우리 가족을 찾아왔던 암은 여동생과 가족에게 구원을 얻게 했습니다. 그래서 많은 암 환자와 가족들의 영혼을 구원하기 위해 하나님께서 보내신 것이라고 믿고 있습니다.

가뭄으로 백성들이 먹고살기 힘들어진 상황에서 백성을 구한 요셉 총리! 자신을 노예로 팔았던 형들을 앞에 두고 화를 내기보다는 자신을 예비시켜 백성을 구하려고 하신 하나님의 뜻이라고 고백한 요셉! 복음을 받아들이고 주 안에서 행복하게 있다가 잠든 여동생, 제 여동생이 요셉처럼 하나의 밀알이 되어 많은 영혼을 구하는 데 귀하게 쓰임 받을 수 있으리라 기대합니다.

여동생은 2009년 8월, 스물여덟의 나이에 갑자기 6개월밖에 살지 못한다는 선고를 받았습니다. 병명은 담관암, 간과 쓸개를 연결하는 연결선에 생기는 암입니다. 심지어 의학적 통계에 의하면 발생률도 2퍼센트밖에 되지 않을 뿐더러, 나이 든 남성에게 주로 발생하는 아주 희귀한 병입니다. 본래 간은 둔해서 아파도 아픈 것을 잘 못 느낍니다. 그래서 이 병은 초기에 잘 발견되지 않고, 발견이 됐을 때는 이미 다른 장기에 전이된 상황이고는 합니다.

저는 여동생의 암 진단 소식을 듣자마자 그에게 '복음'을 전하고자 했습니다. 그런데 여동생은 자신이 하나님을 믿느니 돈과 세 살짜리 아들을 믿겠다며 강퍅하게 굴었습니다. 하지만 마침내 감사하게도 하나님께서는 여동생에게 당신의 말씀을 들을 수 있는 기회를 허락하셨습니다.

설교의 내용은 예수님께서 베드로 장모의 병을 고쳐주시는 이야기였습니다. 예수님께 미쳐서 제자로 따라나선 베드로를 가장 미워하는 사람은 다름 아닌 자신의 딸을 고생시키는 것이 속상했던 베드로의 장모였습니다. 그래서 베드로 장모는 동네방네를 돌아다니며 예수를 욕했습니다. 그런데도 예수님께서는 병에 걸린 베드로의 장모를 친히 찾아가서서 그 병을 낫게 해주셨습니다. 이 설교를 듣고 여동생은 하나님을 욕하던 자신도 용서받을 수 있다고 생각한 것입니다. 이 설교 덕분에 여동생은 복음을 받아들여서 신앙을 붙잡고 밝게 암 치유를 할 수 있었습니다.

> 예수께서 베드로의 집에 들어가사 그의 장모가 열병으로 앓아누운 것을 보시고 그의 손을 만지시니 열병이 떠나가고 이 인이 일어나서 예수께 수종 들더라
>
> … 마태복음 8장 14~15절

여동생은 하나님과 동행하며 놀라울 정도로 정상인처럼 6개월을 살았습니다. 덕분에 가족들과 아름다운 시간을 보내며 추억을 만들 수 있었습니다. 그리고는 하나님께서는 여동생의 고통이 시작된 지 3일 만에 여동생을 하늘나라로 데려가셨습니다.

저자가 이 책을 쓰고자 했던 이유는 암 치유에 성공해야만 하나님의 사랑을 받은 것이고 실패하면 하나님께 사랑 받지 못한 것이 아니라는 것을 말하고 싶었기 때문입니다. 담관암 4기였던 여동생이 온전히 건강한 6개월을 보낼 수 있었고 고통의 날은 3일뿐이었다는 것이 하나님께서 주신 은혜이자 기적이었다는 것을 고백하고 싶었습니다. 여동생이 귀한 밀알이 되어 암으로 힘들어 하는 많은 사람들이 위로를 받고 그들에게 복음이 전해지기를 기대합니다. 암 치유 기간 동안 큰 은혜를 허락하시고, 고난이 축복이었다고 고백하게 하신 하나님께 감사드립니다.

> 주의 성령이 내게 임하셨으니 이는 가난한 자에게 복음을 전하게 하시려고 내게 기름을 부으시고 나를 보내사 포로 된 자

에게 자유를 눈 먼 자에게 다시 보게 함을 전파하며 눌린 자
를 자유케 하고 주의 은혜의 해를 전파하게 하려 하심이라

··· 누가복음 4장 18~19절

이 책을 쓰는 또 하나의 이유는 여동생의 세 살짜리 아들, 준호에게 여동생의 사랑과 복음을 전하기 위해서입니다. 여동생은 미처 자신의 영정사진으로 쓸 만한 독사진을 한 장도 준비하지 못했습니다. 자신이 아픈 상황 속에서도 오로지 준호의 사진과 동영상을 찍어주는 데에만 여념이 없었던 것입니다. 지금은 준호를 만나지 못하는 상황이어서 우리 가족이 준호를 얼마나 사랑하는지 알려줄 수 없기에, 이렇게 책으로 지영이와 우리 가족의 사랑을 전합니다. 준호가 자라서 어느 날 이 책을 보게 될 때, 이 책을 통해 여동생과 우리 가족이 준호를 정말 많이 사랑했고 언제까지나 사랑할 것이라는 사실을 알 수 있었으면 좋겠습니다.

의학적 지식이 부족한 대부분의 암 환자와 가족은 의료진의 다급한 설명에 의지할 수밖에 없습니다. 그러나 내 몸과 마음을 온전히 맡겨야 하는 병원의 문턱은 '3시간 대기 3분 진료'라는 말이 뼈저리게 느껴질 정도로 높게만 느껴집니다. 반복되는 설명에도 의사가 하는 말은 머릿속에 잘 들어오지 않고 고민만 계속되며 충분히 위로 받지 못합니다. 환자와 가족뿐 아니라 의사에게도 이러한 현실은 만족스럽지 않습니다.

비록 첨단 의학의 시대에 살고 있다 하지만, 그럼에도 불구하고 암 환자와 가족에게는 육체적인 치료 외에도 정서적·심리적, 더 나아가 영적 돌봄이 매우 중요합니다.

영혼의 돌봄을 강조하는 이 책,《힐링캔서 Healing Cancer》는 그렇기 때문에 의미가 있습니다. 무엇보다 치료와 돌봄에 필요한 구체적인 정보와 지식을 쉽게, 그러면서도 알차게 정리했다는 미덕을 지니고 있습니다. 여동생을 간병하면서 많은 문제와 부딪히고 고민했던 개인적인 경험에서 저자의 목소리가 배어 나오기 때문입니다. 환자와 가족의 눈높이에 맞춘 실용적인 정보는 시행착오를 줄일 것입니다. 많은 이들에게 도움이 되리라 믿으며 일독을 권합니다.

원자력 병원 혈액종양 내과 과장
나임일

암 환자를 돕기 위한 호스피스 전인치유 자원봉사자 교육 수강을 위해 몇 년 전 저자가 날 찾아왔다. 투병을 하다 하나님의 부르심을 받은 동생을 생각하며, 자신이 조금만 더 준비가 되었더라면 여한이 없도록 더 잘 섬겼을 텐데 최선은 다했지만 조금은 아쉬웠다면서.

그리고 얼마 후 자신이 정리한 글이라며 '암 환자와 가족이 알아야 할 80문답'이란 낯선 원고를 들고 왔다. 이 원고를 받고는 저자를 조금은 특이한 사람으로 생각했다. 자신이 암의 어느 분야 전문가도 아닌데 암에 대한 글을 내놓겠다 하니 말이다. 그래도 용기가 가상하다 생각하며 별 관심 없이 몇 장을 넘겨보았다. 그런데 그 원고는 20년을 넘게 암 환자만을 위해 사역하던 나에게 그 방대한 내용을 끝까지 읽게 만들었다. 그리고 나는 그때까지의 사역을 일목요연하게 정리해주는 아주 귀한 자료를 만나는 특권을 얻게 되었다.

그때부터 나는 암 환자들을 위해 함께 사역하는 동역자들을 만날 때마다 이것 좀 읽어보라며 엉성하게 묶인 프린트물을 보여주었고, 그때마다 모두들 한결같이 "이야, 대단하고 놀랍다!"라는 감탄을 절로 했다. 정말 대단한 '암 환자와 가족을 위한 전문 글'이었다.

그 글이 《힐링캔서 Healing Cancer》라는 책으로 출간이 되었다.

이제 막 암 환자나 그 가족이 되어도 방황하거나 당황하지 않을 수 있도록 모든 것을 준비하고 있다. 육체적, 정서적, 영적인 모든 문제의 의문점을 해결해주는 너무도 바람직한 책이다.

이 책의 목적은 환자와 그 가족의 의문점도 해결해주는 데만 있는 것이 아니라, 실제로 사별 가정의 아이들을 섬기기 위해 수익금이 사용된다는 데도 있다. 이론적인 면만을 위한 책이 아니라 그 이론을 실천하는 가이드북이라 하겠다.

동생의 투병을 지지하던 가족으로서의 경험이, 비전문가임에도 불구하고 가장 실질적이면서도 전문적인 책을 만들게 했다. 원고의 내용을 보며 이 자료가 책으로 나온다면 더 많은 사람들에게 충분히 도움이 될 텐데 하며 기대했는데, 이제 책으로 출간되어 암 환자와 가족들에게 빛이 되어줄 차례가 되었다. 암 환자를 위한 사역을 전문적으로 하는 나에게는 큰 기쁨과 감사가 아닐 수 없다.

이 책을 위해 애쓴 저자의 노고에 진심 어린 존경과 치하를 아끼고 싶지 않다. 암 환자나 그 가족을 진심으로 사랑하는 저자의 마음이 이 책 속에 충분히 드러나 있기에, 또 이 책은 암에 대한 가이드뿐만 아니라 사랑을 실천하는 아름다운 작품이기에…….

사랑의교회 호스피스 전인치유 담당
사랑의전인치유센터 원장
박남규 목사

지성 치료 – 암을 알면 두렵지 않습니다.
감성 치료 – 마음을 다스리면 암을 이길 수 있습니다.
영성 치료 – 영성 치료가 암 치료의 완성입니다.

차례

part 1 암 진단을 받았을 때

● 암 진단 시 해야 할 일

● 암 진단 결과를 암 환자에게 알리기

part 2
전인격적 치료《지성 치료》

part 3 전인격적 치료 《감성 치료》

● **암을 이기는 마음의 병 치료하기**

● **암을 이기는 감성 치료 알아보기**

part 4 전인격적 치료《영성 치료》

● 신앙에 관하여 알아보기

● 호스피스완화의료 서비스에 관하여 알아보기

● 세상과 이별하는 임종에 관하여 대처하기

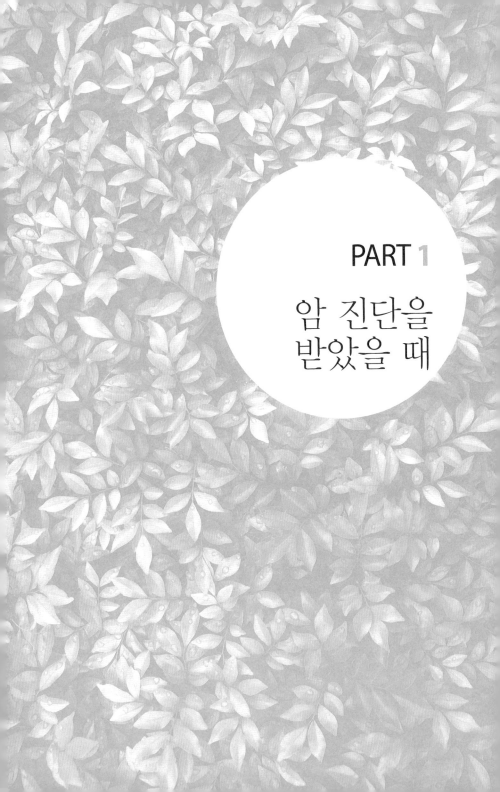

PART 1

암 진단을
받았을 때

죽음 앞에서 나약한 인간

"만약 민아가 어제 본 것을 내일 볼 수 있고 오늘 본 얼굴을 내일 또 볼 수만 있게 해 주신다면 저의 남은 생을 주님께 바치겠나이다. 아주 작은 힘이지만 제가 가진 것이 라고는 글을 쓰는 것과 말하는 친한 능력이오니 그것이라도 좋으시다면 당신께서 이 루시고자 하는 일에 쓰일 수 있도록 바치겠나이다."
— '한국의 지성인' 이어령 전 문화부장관의 기도문

2007년 7월. 이어령 전 장관은 세례를 받기 위해 무릎을 끓었습니다. 지금까지 쌓아 온 인본주의적인 업적을 뒤로 하며 지성의 세계에서 영성의 세계로 들어서는 순간 이었습니다. 암에 걸린 딸의 운명 앞에서는 그도 장관이기에 앞서, 지성인이기에 앞 서, 평범한 아버지일 뿐이었습니다. 죽음 앞에서는 누구나 나약해질 수밖에 없습니 다. 인간의 연약함을 인정하고 하나님께 나아가는 것이 암 치유에서 가장 먼저 해야 할 일입니다. 신앙은 암 치유에 가장 큰 힘이 될 것입니다.

암 진단 시
해야 할
일

암 진단 시 대처 방법

Q 암 진단을 처음 받았을 때 어떻게 해야 하나요?

A 암 치유에 관한 정보를 제대로 파악한 후 긍정적인 마음으로 암 치유에 임해야 합니다.

암 진단을 받으면 암 환자뿐만 아니라 암 환자 주변인들도 새삼 세상이 덧없음을 느낍니다. 특히 세상의 것들에 매혹되어 그것에 몰두하며 살아온 사람이라면 암 진단은 더욱 갑작스러울 수 있기 때문에 억울함과 반항심을 갖기 쉽습니다.

하지만 그러한 감정은 암 치료에 아무런 도움이 되지 않는다는 사실을 알아야 합니다.

베트남전쟁 당시 하노이 포로수용소에 수감되었던 미군 장교 짐 스톡데일Jim Stockdale은 8년 동안 큰 고초를 겪으면서도 많은 포로들이 살아서 귀향할 수 있게 만든 전쟁 영웅입니다. 그는 수용소에 수감된 병사들 중에서 살아남은 자들은 낙관주의자들이 아니라 현실주의자들이었다고 말합니다.

낙관주의자들은 막연히 '이번 크리스마스 때는 고향으로 돌아갈 수 있겠지'라고 생각했다가 결국은 상심하고는 죽어갔습니다. 그러나 현실주의자들은 크리스마스 때까지는 나가기 어려운 현실을 인식하면서도 언젠가는 나갈 수 있을 것이라는 믿음을 잃지 않아 결국 살아남을 수 있었습니다. 이 결과를 바탕으로 만들어진 용어가 스톡데일 장군의 이름을 딴 스톡데일 패러독스Stockdale Paradox입니다. 이는 현실을 직시하는 능력과 긍정적인 마인드를 동시에 가지고 있어야 한다는 뜻입니다.

암에 걸렸을 때도 마찬가지입니다. 암에 걸리면 무조건 사망이라고 생각했던 과거와는 달리 최근 국내 암 치유율은 52%로 절반 이상의 높은 수치를 보이고 있습니다. 이제 암은 걸리면 죽는 병이 아니라 노력하면 고칠 수 있는 병이 된 것입니다. 하지만 그러면서도 여전히 현대의학으로는 완벽히 정복되지 않은 병이기도 합니다.

1971년 미국의 닉슨 행정부는 암과의 전쟁을 선포하고 2005년까지 250조 원을 투자했습니다. 그러나 지난 30년간의 노력에도 불구하고 미국 국민의 암 사망률은 약 7.5%만 감소하는 데 그쳤습니다. 같은 기간 동안 미국인의 사망률 1위인 심장병 사망률이 70%나 감소한 것을 보면 암 정복은 실패한 것이나 마찬가지입니다. 그렇다고 해서 아예 희망을 버려서는 안 됩니다. 많은 암 환자들이 완쾌한 후 별 탈 없이 살아가고 있다는 것 역시 분명한 사실이기 때문입니다. 암이 얼마나 위험한 병인지 정확히 인식하면서 그것을 이겨내겠다고 마음먹은 후 치료에 성실히 임해야 할 필요가 있습니다.

완쾌한 암 환자들은 공통적으로 긍정적인 마음가짐을 가지고 있었습니다. 그런데 여기서 말하는 긍정적인 마음가짐은 감성 치료와 영성 치료를 통해 얻어질 수 있습니다. 또한 암을 제대로 파악하지 못하고 있는 현대의학의 불명확성은 아이러니하게도 감성 치료와 영성 치료를 통한 회복 가능성을 내포하고 있습니다.

죽음은 누구에게나 이미 예정된 것으로 지극히 정상적인 것입니다. 귀한 생명과 건강을 어떠한 노력도 없이 거저 받았었다는 것을 생각하면 암에 걸렸다고 원망만 할 일은 아니라고 생각합니다. 또 갑작스럽게 세상을 떠나는 교통사고와는 달리 삶을 정리할 수 있는 질병이라는 점에서 위로가 되는 점도 있습니다.

무엇보다도 암은 죽음에 직면하게 함으로써 하나님을 만날 수 있는 계기를 제공합니다. 또한 자신이 강하다고 생각했던 사람도 자신이 약한 존재라는 것을 인식하게 됩니다. 그럼으로써 예수님이 건강한 자가 아닌 병든 자를 위해서 오셨다는 말씀을 조금이라도 이해하게 됩니다.

> 예수께서 들으시고 이르시되 건강한 자에게는 의사가 쓸데없고 병든 자에게라야 쓸데 있느니라
>
> ··· 마태복음 9장 12절

암 진단을 받은 다음 남은 시간을 감사하게 여길 수 있을 때 주어진 기간을 행복하게 지내게 됩니다. 또한 생명을 연장하는 데도 도움이 됩니다.

> 너의 행사를 여호와께 맡기라 그리하면 내가 경영하는 것이 이루어지리라
>
> ··· 잠언 16장 3절

 재검사 결과를 기다리는 1주일 동안 해야 할 일

Q2 첫 암 진단을 받았습니다. 다른 병원에 요청한 재검사 결과가 나오길

기다리는 일주일 동안 무엇을 어떻게 해야 할까요?

A2 암 치유에 관한 자료를 차분하게 알아보면서 가족들에게 이해와 격려를 받으세요.

일반적으로 암 환자 또는 보호자들은 암 진단을 처음 받은 후 다른 병원에 재검사를 요청합니다. 재검사 결과를 기다리는 일주일 동안 암 환자와 가족들은 큰 불안과 혼란을 겪습니다. 따라서 가족들이 힘을 모아 서로 격려해주고 힘이 되어주어야 합니다.

일단 가족 중에 누가 암에 걸리면 가족들은 서점에 있는 암 관련 책자와 인터넷에 있는 암 치유 관련 자료를 모으는 데 여념이 없습니다. 그러나 넘쳐나는 정보들 중에 실용적인 것은 그다지 많지 않을 뿐더러 서로 대치되는 내용도 있어서 혼란스럽기만 합니다. 이런 때는 필요한 정보만 쏙쏙 골라낼 수 있을 정도로 많이 공부해야 합니다. 그리고 주위에도 도움을 요청하세요.

이런 과정을 통해 암 치유 과정에서 겪게 될 물리적 증상과 심리적 증상에 대해 정확하게 알고 나면 암에 관한 막연한 두려움이 줄어듭니다. 또한 가족 구성원이 가족회의를 통해 암 환자를 도울 준비를 해나간다면 암 환자가 마음을 다잡는 데 도움이 될 것입니다.

너는 범사에 그를 인정하라 그리하면 네 길을 지도하시리라

··· 잠언 3장 6절

의사에게 질문할 항목 미리 정하기

Q3 의사와 상담할 때 무엇을 물어봐야 하나요?

A3 정확한 병명, 암 발생 위치, 암 크기, 암 주기, 권하는 치료법, 예상 입원비 등을 물어보세요. 가족회의를 통해서 질문 항목을 미리 준비하면 더욱 좋습니다.

《그 청년 바보의사》라는 책이 있습니다. 책의 주인공은 안수현이라는 의사선생님입니다. 그분은 암 환자를 자신의 가족처럼 돌보았습니다. 한 번이라도 더 찾아 환자의 손을 잡아주었고, 암 환자들에게 좋은 말을 들려주기 위해서 책을, 그리고 CCM 테이프를 항상 가방에 넣고 다녔습니다. 기회가 될 때마다 웃으며 암 환자들에게 선물을 건네주는 따뜻한 분이었던 것입니다. 많은 암 환자들이 밤마다 자신의 머리맡에 와서 조용히 기도해주고 가는 의사선생님의 사랑에 감명을 받아 예수님께 마음의 문을 열었다고 합니다. 그런데 그 청년 바보의사, 안수현 의사선생님은 그렇게 암 환자들을 섬기다가 예수님이 십자가를 지셨을 때의 나이와 같은 서른셋에 이 세상을 떠났습니다. 마치 예수님이 다시 살아 돌아온 듯한 흔적을 남기고 말입니다.

환자 대비 의사 수가 급격히 부족한 의료계에서 안수현 같은 의사선생님을 만나기 어렵다는 현실을 인정한다고 해도 의사와의 상담을 위해 오랜 시간 기다리는 일은 안 그래도 불안한 가족들의 마음을 더욱 지치게 하는 것이 사실입니다. 따라서 병원을 찾을 때는 읽을거리나들을거리를 챙겨가서 시간을 활용하는 것이 좋습니다.

또 질문할 것들은 의사와 상담하기 전에 가족회의를 통해 미리 준비해서 꼼꼼하게 물어봐야 합니다. 의사에 따라서는 암이라고 정확히 말하지 않고 "간에 종양세포가 보입니다"라는 말을 하기도 합니다. 이럴 때는 종양이 악성인지, 즉 암인지 그 여부를 정확히 물어봐야 합니다.

암일 경우에는 다음과 같은 내용을 구체적으로 물어보세요.

발생 위치   장기의 어느 부분에 암이 생겼는지 구체적으로 그림을 그려서 설명해달라고 요구하세요.

종양 크기   "직경 몇 센티미터 정도"인지 정확하게 크기를 물어보세요.

진행 정도   다른 장기로의 전이 여부에 따라서 보통 1기부터 4기로 나누지만 암의 종류에 따라 다를 수도 있으며 어떤 경우에는 병기를 정할 수 없기도 합니다. 일반적으로 병기가 높을수록 암이 더 진행된 것이며 통상적으로 좋지 않다고 봅니다.

치료 여부   치료가 '쉬운' 양성종양인지, '어려운' 악성종양인지 확인하세요.

표준 치료법   암 종류에 따라 알맞은 표준 치료법은 모두 다릅니다. 제안된 치료법을 권하는 이유와 부작용, 후유증,

다른 대안 치료법 등에 대해서도 상세히 물어보세요. 참고로 수술 후에는 남은 암세포를 제거하기 위해 항암 치료 등의 추가 치료가 필요하다는 것도 알아두어야 합니다.

치료 기간 및 치료 횟수

치료 기간과 치료 횟수를 물어보세요. 방사선치료나 항암 치료를 실시할 경우, 일정 기간 동안에는 입원해 있지 않습니다. 정해지는 횟수만큼 병원에 방문해서 방사선을 쬐거나 항암제를 투여하는 것입니다.

입원 기간과 비용 예상되는 입원 기간은 어느 정도인지, 수술 및 항암제 비용이 얼마일지 물어보세요.

세컨드 오피니언(다른 의사의 조언)

다른 의사의 조언을 한 번 더 받아보는 것도 좋습니다. 이때 혹시 두 의사가 다른 치료법을 제안한다면 의사들에게 그것을 솔직히 얘기하고 조언을 받으세요. 주의해야 할 것은 의사들이 물리적 치료법만 제시할 수 있다는 점입니다. 대체치료와 보완치료에 대해서도 알아보세요. 감성 치료와 영성 치료도 함께 병행되어야 한다는 것도 잊지 말아야 합니다.

위와 같은 질문을 하고 의사의 답변을 듣는 도중 어려운 의학 용어 때문에 이해가 쉽지 않을 수도 있습니다. 이럴 때는 이해가 될 때까지 반복해서 물어보는 강단이 필요합니다. 보호자가 연세가 있는 어르신일 경우 병명과 병에 관해 들어도 정확히 기억하지 못할 수도 있으므로 이해가 가능한 사람이 동행하는 것이 좋습니다. 필요한 경우 의사의 양해를 구한 후 상담 내용을 녹음할 수도 있습니다.

여호와를 경외하는 것이 지혜의 근본이요 거룩하신 자를 아는 것이 명철이니라

··· 잠언 9장 10절

 좋은 병원과 의사를 구하는 방법

Q4 암 치유를 위한 좋은 병원과 의사를 선택할 때 고려해야 할 사항은 무엇입니까?

A4 좋은 병원과 의사를 선택하기 위해서는 암 수술 횟수 및 성공률, 암 전문 병원인지의 여부를 고려해야 합니다. 그러나 통원을 할 경우에는 암 환자가 지치지 않도록 거리가 가까운 병원을 선택하기를 권합니다.

암 환자와 가족들은 보통 암 치유를 위한 좋은 의사와 병원을 수소문합니다. 좋은 병원과 의사를 선정하기 위해서는 암 수술 횟수, 성공률, 암 분야에서 유명한지의 여부 등을 살펴보아야 합니다. 이러한 정

보들은 국가지정 암 센터, 암 전문병원 홈페이지나 암 관련 인터넷 사이트에서 제공받을 수 있습니다. 대규모 병원에서는 암 환자와 가족들을 대상으로 정보를 제공하고 있기도 합니다. 맨 처음 진료를 받은 병원 또는 의사에게서 추천을 받을 수도 있습니다.

이에 따라 우선적으로 고려할 수 있는 곳은 국가지정 암 센터와 암 전문병원입니다. 그러나 늘어나는 암 환자의 수요에 비해 암 전문병원의 공급이 제대로 이루어지지 않아 그곳에 입원하기 위해서는 3개월 이상 기다려야 하는 것이 현실입니다. 병원에 최대한 신속하게 입원하기 위해서는 진료 기록과 촬영 CD 등을 미리 챙겨놔야 할 것입니다.

한편 통원할 경우에는 암 환자의 체력이 약해지는 것 등 때문에 동네에 있는 가까운 병원이 더 유용할 수 있습니다.

> 여호와 그가 네 앞에서 가시며 너와 함께하사 너를 떠나지 아니하시며 버리지 아니하시리니 너는 두려워하지 말라 놀라지 말라
>
> … 신명기 31장 8절

암을 치유할 장소 정하기

Q5 암 치유를 하는 동안 병원, 요양원, 집 중에 어디서 지내는 것이 좋은

가요?

A5 암 치유에 적합한 장소는 암 환자의 병 상태와 경제적 상황에 따라서 달라집니다. 또한 암 치유의 시기별로도 달라질 수 있습니다. 각 기관들의 장단점과 암 환자의 상태를 고려해서 가장 적절한 곳을 선택하세요.

암 치유를 위한 적절한 장소를 선택하는 데 도움이 되는 장소별 장단점은 다음과 같습니다.

첫째, 암 센터 및 암 전문병원에서 지낼 경우에는 체계적인 의료서비스를 제공받을 수 있습니다. 특히 유명한 병원에는 암과 관련된 정보를 제공하는 서비스가 잘 갖춰져 있어서 쉽게 도움을 얻을 수 있습니다. 하지만 빈 병실이 없어 3개월 이상 기다려야 할 수도 있고, 비용도 많이 듭니다.

둘째, 요양원은 크게 병원에서 실시하는 의료서비스를 제공하는 요양병원과 의료행위 대신 운동과 식단을 통한 자연치유에 중점을 두는 휴양용 요양원으로 나눌 수 있습니다.

요양병원은 현대의학 치료와 함께 다양한 대체의학 및 보완의학을 동시에 제공합니다. 그러나 요양병원에서는 현대의학 치료를 필수적으로 받아야 하므로 자연치유를 원하는 경우에는 적합하지 않습니다. 물론 비용도 일반 자연요양원에 비해서 많이 듭니다.

자연요양원은 공기 좋은 곳에 위치하며 건강식 식단을 제공합니다. 자연요양원을 알아볼 때는 운동 및 암 치유와 관련된 활동 프로그램이 있는지 확인해야 합니다. 암 환자 혼자 규칙적인 생활을 하려고 하면 포기하기가 쉽지만, 여러 명이 함께하면 규칙적인 생활을 지속시킬 수 있다는 것이 장점입니다.

셋째, 집에서 투병하는 경우의 장점은 암 환자가 가족과 함께 지낼 수 있기 때문에 소외감이나 고립감을 느끼지 않을 수 있다는 것입니다. 일부에서는 암 환자가 병원에 입원하는 것보다 통원하면서 가족이 함께 지내는 것이 암 치유에 더 도움이 된다고 하기도 합니다. 만약 항암 치료를 받지 않아도 된다면 동네 3차병원에서 주기적인 진단만 받는 것도 좋습니다.

그러나 집에서 지낼 때 가족들이 암 환자를 중심으로 생활패턴과 식단을 바꾸는 것은 결코 쉬운 일이 아닙니다. 또한 익숙한 분위기 때문에 암 환자가 나태해져서 운동도 규칙적으로 하지 않고 음식도 절제하지 못하는 경우가 발생하기 쉽습니다.

제 여동생의 경우에는 환자에게 맞는 음식을 준비하기도 힘들고, 여동생이 좋은 곳에서 규칙적으로 운동할 수 있도록 하기 위해 요양원을 선택했었습니다. 그렇게 4개월 정도를 요양원에서 지낸 여동생은 크리스마스를 가족과 함께하기 위해서 잠깐 집으로 왔습니다. 그런데 크리스마스가 지났어도 여동생은 한사코 요양원으로 돌아가지 않으려고 했습니다. 배에 서서히 통증이 오는데 등을 쓰다듬어줄 사람이 없다는 것이 너무 외로웠기 때문입니다. 그런데 막상 집에 있으니까, 건강에 좋지 않은 군것질을 하고 운동도 하지 않는 등 나태한 모습을 보이기 시작했습니다. 그래서 가족들은 결국 요양원으로 돌려보내려고 했으나, 연이은 폭설로 서해안 지방에 있는 요양원으로 가지 않고, 마지막을 집에서 보낼 수 있었습니다. 행여 지영이가 마지막을 가족과 떨어진 채 보냈었디라면 가족들은 지영이에게 두고두고 미안해 하고 마음 아파했을 겁니다.

따라서 요양원이나 병원을 선택하더라도 환자를 혼자 있게 하지 말고, 환자가 가족과 함께 있기를 원한다면 환자의 의견을 존중해주기를 권합니다. 그것은 암 환자의 심리적 안정에도 도움이 될 뿐만 아니라, 환자와 함께 함으로써 도움을 주고 있다는 것을 알게 되는 것이 가족들에게도 위로가 됩니다. 통증 관리가 문제라면 집에서도 관리할 수 있도록 의사에게 도움을 받으세요.

주 예수를 믿으라 그리하면 너와 네 집이 구원을 받으리라

··· 사도행전 16장 31절

 치료비: 암 환자 치료비 지원 제도

Q6 암 치료비 지원 제도에는 무엇이 있으며, 보험은 꼭 필요한가요?

A6 손쉽게 치료되는 암은 크게 걱정이 없지만, 중증 암일 경우에는 가정이 어려워지기 쉽습니다. 이때 반드시 알아야 할 정보는 건강보험에 가입되어

있을 경우 중증 암 환자로 국가에 등록하면 5년간 치료비의 5퍼센트만 내고 치료 받을 수 있다는 것입니다. 그러나 항암 치료를 할 때 새로운 항암제에는 보험이 적용되지 않는 경우가 많으므로 보험이 적용되는지의 여부를 치료 전에 알아보세요.

가족 중에 한 명이라도 암에 걸린 경우, 그 치료비로 인해 가정이 기우는 경우가 다반사입니다. 원자력의학원과 〈조선일보〉가 암 진단 또는 치료 후 10년 이상 생존한 사람 중 502명을 무작위로 추출해 전화로 '가장 힘들었던 것'에 대한 조사를 한 결과 '경제적 부담(14.7%)'이 '치료 시 고통(40.2%)'과 '가족들에 대한 미안함(15.1%)'에 이어 3위를 차지했습니다.

실제로 2009년 국립 암 센터 기준으로 한국인의 연간 암 치료비는 2천970만 원입니다. 그중 한국인이 가장 많이 걸리는 위암의 경우 위부분절제술을 받았을 때 평균 치료비가 438만1천 원(14.9일 입원 기준)입니다.

위의 조사들에서 나타난 것처럼 암 치유 기간 동안의 엄청난 치료비는 환자에게 있어서 암 자체만큼 큰 두려움입니다. 그런데도 2010년 국립암센터의 '암 진료의 질 평가와 형평성 및 보장성 평가 체계 개발 자료'에 의하면 조사한 암 환자의 44.9%만이 민간 암 보험에 가입하고 있는 것으로 나타납니다. 민간 암 보험에 가입하지 않았을 때 암 환자가 발생하면 가계에 치명타를 입게 될 가능성이 크므로 암 보험에 가입하는 것이 좋습니다.

암 보험에 가입할 때는 다음과 같은 사항들을 고려하며 꼼꼼히 따져보아야 합니다.

1. 보장기간을 길게 준비하세요.

암은 연령이 낮을수록 발병률이 낮고 그만큼 보험료도 적기 때문에 보험에 빨리 가입할수록 유리합니다. 또 고령화시대에 대비해 80세 이상으로 보장기간을 길게 정할 필요가 있습니다.

2. 보장금액은 크고 수술비는 일정한 것이 좋습니다.

암은 한번 걸리면 치료기간이 길고 끊임없이 치료비가 나갑니다. 일단 보장금액은 가계 수준에 맞춰 최대한으로 하시는 게 좋습니다. 또 암에 걸리면 수술을 한 번이 아니라 여러 번 하게 되므로 나중까지 똑같이, 꾸준하게 수술비가 지급되는 보험을 선택합니다.

3. 책임개시를 알아야 합니다.

암 보험에는 보험 가입 후 90일이 지나야 보험금이 지급된다는 책임개시 제도가 있다는 점을 유의해야 합니다. 이외에 가입 후 1~2년 내에 암이 발병하면 50%만 지급하는 보험도 있으니, 가입 전 싸다고 무조건 가입하기보다는 가족력이나 나이에 따라 자신에게 맞는 상품에 가입하는 게 좋습니다. 만약 일정 기간 후 보험료가 조정되는 갱신형이라면 갱신주기가 긴 것을 선택합니다.

4. 암 진단비를 높게 설정합니다.

암 환자가 죽은 다음에 받게 되는 보상금보다 암 진단 시 우선 지급되는 암 진단비를 높게 설정하는 게 좋습니다. 그래야 암에 걸렸을 때 치료비와 생활비를 충당할 수 있습니다.

또 국가기관이나 민간단체에서 지원하는 좋은 제도도 많습니다. 자신이 지원 받을 수 있는 제도에 대해서 제대로 알아보고 최대한 활용하는 것이 좋습니다.

무료 조기 암 검진 지원 제도

국가가 조기 암 검진의 중요성을 인식시키고, 암을 조기에 발견해 쉽게 치료할 수 있도록 유도하는 제도입니다. 건강보험료 하위 50%에 해당하는 사람들을 대상으로 보건소에서 2년 단위로 조기 암 검진을 무료로 실시하고 있습니다. 또 조기 암 검진 지원 제도를 통해서 유방암, 간암, 자궁경부암, 대장암, 위암을 진단을 받게 된 경우에 한하여 암 치료비를 지원받을 수도 있습니다. 지원 비용은 연 진료비 중 법정본인부담금의 최대 200만 원이며 지원 기간은 최대 연속 3년입니다.

중증 환자 등록 제도

건강보험에 가입되어 있을 경우 중증 환자로 등록하면 치료비 및 검사비를 총 금액의 5%만 부담하면 되는 제도입니다. 중증 환자로 인정을 받더라도 새로 나온 암 치유법에는 적용이 안 되는 경우가 많아 경제적으로 취약한 계층은 최신 치료법을 엄두도 못 내는 것이 현실이기는 하지만 분명 도움이 되는 제도임에는 틀림없습니다.

중증 환자로 등록하기 위해서는 병원 내에 비치된 '건강보험중증진료등록신청서(이하 신청서)'를 작성해 의사의 확인을 받은 후 가까운 국민건강보험공단 지사에 제출하면 됩니다. 혹 접수처에서 암 환자 치료비 지원 제도를 모를 수도 있습니다. 그럴 때는 직접 국가 암 환자 치료비 지원 제도에 대해서 알아본 후 접수처에 알려주세요.

이밖에 소아암, 폐암, 조기 암 검진으로 발견한 암, 의료급여수급권자로서 암이 발견된 환자들을 위한 더 자세한 치료비 정보는 보건복지부, 국립암센터, 국가암정보센터에 문의하면 알 수 있습니다.

긴급 복지 지원 제도

갑작스러운 위기 상황에 처하여 생계유지가 곤란한 자에게 단기간의 지원을 통해 위기에서 벗어날 수 있도록 돕는 제도입니다. 여기에는 재정 지원뿐만 아니라, 생활 지원, 교육 지원 등도 포함됩니다.

동거 가족의 소득과 재산 기준을 확인한 후 수술이나 치료가 필요한 환자에게 최대 300만 원까지 의료비를 지원해주며, 최저 생계 기준의 150%까지 신청이 가능합니다. 하지만 동거 가족의 금융 재산 합산금액이 300만 원을 초과하는 경우에는 신청이 불가능합니다. 또 원칙적으로는 1회 지원에 한하지만 1개월 지원 후에도 지원 대상자에게 위기 상황이 계속되는 경우 시장, 구청장, 군수에 의해서 1개월씩 두 번 연장, 긴급지원심의위원회의 심의를 거쳐 3개월의 범위 안에서 연장이 가능합니다.

해당 시청이나 구청의 사회복지과에 직접 신청하거나, 보건복지부 콜센터에 전화해 해당 구청 사회복지과로 연결을 부탁하면 됩니다.

재가서비스 지원 제도

집에서 암을 치유하는 저소득층을 대상으로 실질적인 도움을 주기 위해서 가정을 직접 방문하여 의료상담, 통증관리, 투약지도, 간호 서비스 등을 제공하는 제도입니다. 기본적으로 재가서비스는 모든 암 환자들에게 제공하는 것을 목표로 하지만 지원자가 많을 경우에는 취약계층 암 환자와 말기 암 환자를 우선합니다. 신청은 관할 지역 보건소의 맞춤형 방문건강관리부서(방문보건팀, 재가암환자관리)에서 하면 됩니다.

무한돌봄센터 사업

전국의 지자체 중 경기도에서만 실시하고 있지만 저소득 가정의 의료비, 생계비, 주거비용을 지원하는 굉장히 유용한 제도입니다. 어린 자녀가 있는 경우 환자가 암을 치유하는 동안 다른 가족이 암 환자와 어린 자녀를 모두 돌보는 것은 부담이 될 수 있습니다. 어린 자녀 양육을 돕는 서비스가 바로 경기도 무한돌봄센터 사업입니다. 주의할 것은 무한돌봄사업과 다른 지원을 동시에 받는 경우입니다. 만약 암 환자가 긴급 지원 등을 통해 의료비를 지원받을 경우에는 그 금액이 300만 원을 초과할 수 없습니다.

민간단체의 암 치료비 지원 제도

민간단체에서도 암 환자들에게 치료비 지원을 하고 있는데 대개는 저소득 암 환자를 지원 대상으로 하고 있습니다. 민간단체는 전반적인 암에 대한 치료비를 지원하는 기관과 특정 암에 대한 치료비를 지원하는 기관으로 나눌 수 있습니다. 그런데 이런 단체들은 암을 치료하고 있는 병원들과 협력이나 계약 관계를 맺고 있어 각 병원의 사회사업과나 사회복지팀을 통해서만 치료비 지원 제도 접수가 가능하고 개별 신청은 불가한 경우가 많습니다. 따라서 민간단체 치료비 지원 제도에 관심이 있다면 각 병원의 사회사업과나 사회복지팀을 방문하여 상담 후 도움을 받아야 합니다. 그런데 민간단체에 따라서는 꼭 병원이 아니더라도 지역 구청장 등의 추천으로 가능하거나 개별 지원이 가능한 경우도 있으니 미리 잘 알아보는 것이 좋습니다.

우리가 무엇이든지 구하는 바를 들으시는 줄을 안즉 우리가 그에게 구한 그것을 얻은 줄을 또한 아느니라

··· 요한일서 5장 15절

암 치유를 위한 요양기관으로 두 곳을 소개합니다. 사랑의전인치유센터와 힐리언스 선마을입니다. 사랑의전인치유센터는 강원도 홍성에, 힐리언스 선마을은 경기도 양평으로 두 곳이 서울에서 2시간이면 갈 수 있는 비슷한 거리에 있습니다. 두 곳은 모두 음이온이 나오는 최적의 위치와 자연환경에 위치하고, 암환자를 위한 식단을 제공하고 있습니다. 건물 재료들이 모두 친환경적인 재료로 만들어졌습니다.

첫 번째 사랑의전인치유센터는 말씀과 예배, 건강한 음식, 각종 감성치유 프로그램이 있습니다. 이곳은 암환자를 20년째 섬겨온 박남규 목사와 본인이 직접 암투병을 경험하고 이겨낸 김미혜 사모가 있어서 민감한 암환자가 세심하게 돌봄을 받을 수 있는 것이 강점입니다. 장소센터 내의 주거시설 외에도 독자적으로 지낼 수 있는 별장 형식의 독립된 주거공간도 있어서, 암환자 보호자가 함께 실제 집에 거주하는 것처럼 편하게 지낼 수 있습니다.

사랑의전인치유센터 033-345-5601, http://chiyu.sarang.org)

두 번째 힐리언스 선마을은 건강과 세라토닌으로 유명한 이시형 박사가 만든 치유기관입니다. 이곳은 잘 마련된 8개의 산책로와 유럽 여행하는 중에 멋진 곳을 한국에 옮겨놓은 듯한 느낌이 드는 고급스럽고 쾌적한 시설이 강점입니다. 힐리언스 선마을은 운동과 식단교육을 통해서 올바른 생활습관을 갖게 함으로써 건강한 생활을 할 수 있도록 돕습니다. 암환자를 위한 프로그램은 2박 3일로 월 1회 진행되고 있습니다.

힐리언스 선마을 1588-9983, www.healience.com

전인격적인 치유를 받을 수 있고 말씀이 있는
사랑의전인치유센터 소개

동생이 아팠던 3년 전까지만 해도 한국에서는 영적으로도 육체적으로도 제대로 도움을 받을 수 있는 시설이 거의 없었습니다. 암 환자 수에 비해 터무니없이 부족한 시설 등으로 인해 육체적으로도 치료의 기회조차 갖기 힘들었습니다.

그런데 감사하게도 사랑의교회에서 20년 넘게 호스피스 사역과 전인치유 사역을 해오신 박남규 목사님을 중심으로 2012년 6월에 암 환자들을 위한 사랑의치유센터가 세워졌습니다. 예수님이 사랑으로 섬겨주시는 분들이 사랑의전인치유센터를 통해 많은 암 환자와 가족들에게 다시 섬김을 베푸시니 정말 감사할 따름입니다. 사랑의전인치유센터를 예비하시고 세우게 하셔서 우리를 도우시는 하나님께 감사드리고 찬양합니다.

사랑의전인치유센터는 강원도 횡성에 음이온 방출량이 많은 해발 500~550m의 청정 지역에 위치하고 있습니다. 환자들의 면역력 증대와 체력보강을 위한 최적의 환경(물, 공기)과, 친환경적 유기농 식재료를 재배 및 구입하여 암환자를 위한 건강한 음식을 제공하고 있습니다. 치유를 위한 프로그램도 예배와 기도, 말씀 묵상과 개인상담, 생활 훈련, 각종 테라피, 자율적인 산책과 운동이 있습니다.

사랑의전인치유센터 둘러보기

홈페이지	http://chiyu.sarang.org
전화번호	033-345-5601
이메일	nkpark@sarang.org
주소	강원도 횡성군 갑천면 하대리 669번지

사랑의전인치유센터 예배 소개

새벽 예배	아침 06:00
주일 예배	아침 10:00
수요 예배	저녁 07:30
금요일	저녁 7:00부터 환우들과 함께 기도와 나눔, 간증, 찬양의 시간이 있습니다.

사랑의전인치유센터 하루일과

05:50	안아주기 체조
06:00	아침 예배와 기도
07:30	간단한 산책이나 휴식(환자들은 커피관장, 풍욕 등)08:00아침 식사 (유기농으로 만든 생식, 죽, 과일, 야채, 통밀 빵 등)
10:00	오늘의 치료(미술, 음악, 그림 그리기, 독서, 원예, 발 마사지, 야채 가꾸기, 영화감상, 숲 체험, 온천욕, 일일 여행 등)
12:30	점심 식사(유기농 재료 신선한 야채 쌈과 풍성한 한식)
14:00	오후 산책, 묵상. 풍욕, 발목 펌프 운동 등 자유로운 휴식
17:30	저녁 식사(유기농으로 만든 점심보다 조금은 가벼운 식사)
19:00	저녁 모임(영적 회복을 위한 찬양과 기도와 간증과 나눔의 시간)
21:00	영적 일기쓰기로 하루를 돌아보며 더 나은 내일을 위한 준비
22:00	주님과 함께 평안하고 따뜻한 휴식

암에 관한 국가기관 정보와
민간단체의 암 치료비 지원에 관한 소개

국가기관 암정보 센터

보건복지부	129	www.mw.go.kr
국립암센터	1588-8110	www.ncc.re.kr
국가암정보센터	1577-8899	www.cancer.go.kr

암 치료비를 지원해주는 민간단체

사회복지공동모금회 사랑의 열매 02-6262-3055 www.chest.or.kr	● 국민기초생활보장수급대상자, 차상위계층 등 긴급하게 의료비 지원이 필요한 자 ● 만성질환을 앓고 있는 환자 중 진료를 받고 있는 가정형편이 어려운 자 ● 혈액질환자 등 난치병 환자 중 진료를 받고 가정형편이 어려운 자 ● 진료비 지원 대상에 있어 연령과 지역에 제한 없음	● 치료비, 수술비 및 이식비
생명나눔실천본부 02-734-8050 www.lisa.or.kr	● 국민기초생활보장수급대상자, 차상위계층 등 긴급하게 의료비 지원이 필요한 자 ● 생명나눔실천본부가 결연한 장기이식대상자 중 규정이 정한 선정기준에 적합한 자 ● 만성질환을 앓고 있는 환자 중 진료를 받고 있는 가정형편이 어려운 자 ● 혈액질환자 등 난치병 환자 중 진료를 받고 가정형편이 어려운 자 ● 기타 자활 가능성이 높은 환자로서 진료를 받고 있는 가정형편이 어려운 자 ● 진료비 지원 대상에 있어 연령과 지역에 제한 없음	● 치료비, 수술비 및 이식비 ● 장기 기증 결연 사업 ● 헌혈 지원 사업
초록우산 어린이재단 (구 한국복지재단) 02-2606-0644 www.childfund.or.kr	● 국민기초생활수급가정 및 차상위 가정 ● 성인에게도 지원	● 치료비, 수술비 및 이식비
한국백혈병소아암협회 02-3141-5367 www.soaam.or.kr	● 만 18세 까지의 백혈병 소아암 및 재생불량성빈혈 진단자(그 외 혈액종양질환의 경우에는 신청 전 확인 후 접수)	● 소아암환자의 치료비, 수술비 및 이식비 ● 가발

한국백혈병어린이재단 02-766-7671 www.kclf.org	1. 정기간접치료비 ● 만 19세 미만에 소아암 및 재생불량빈혈 진단을 받은 환자 2. 일시간접치료비 ● 만 19세 미만에 소아암 및 희귀난치성 질환으로 진단받고 치료 중인 환자 3. 치료비 ● 만 19세 미만에 소아암 및 재생불량빈혈로 진단받 고 치료 중인 환자 4. 이식비 ● 만 19세 미만에 소아암 및 재생불량빈혈 진단을 받은 환자로서 향후 3개월 내 조혈모세포이식을 시행할 자동종조혈모세포이식의 경우 공여자 확 보 후 신청가능 5. 재활치료비 ● 만 19세 미만에 소아암 및 재생불량빈혈로 진단받 은 환자로, 다음 중 하나의 조건을 충족하면서 소 아혈액종양전문의의 추천을 받은 환자 ● 보장구의 사용이 필요하다는 처방을 받은 환자 ● 언어치료/인지학습치료가 필요하다는 해당 진료 과 의사의 진단을 받은 환자 ● 호르몬 치료가 필요하다는 내분비과(소아과) 의 사의 진단을 받은 환자 ● 소아암 치료로 인해 흉터성형, 치아재건 등의 시 술이 필요하다는 해당 진료과 의사의 진단을 받 은 환자 6. 헌혈증 ● 소아암, 재생불량빈혈로 치료 중인 소아청소년 과 환자	● 소아암환자의 직·간 접 치료비, 이식비, 재 활치료비, 헌혈증
한국사회복지협의회 새생명지원센터 02-2077-3961~2 www.kids119.or.kr	● 소아암, 백혈병(재생불량성빈혈)을 진단받은 만 24세 이하의 환아 ● 희귀·난치성질환을 앓고 있는 만 24세 이하의 환아	● 치료비, 수술비 및 이식비 ● 가발
한국소아암재단 02-3675-1145 www.angelc.or	● 소아암을 진단받고 치료 중인 만 19세 미만 환자	● 소아암환자의 치료비, 수술비 및 이식비

한국심장재단 02-14-5321 www.heart.or.kr	● 경제적 형편이 어려운 환자 ● 기초생활보장 수급권자 및 차상위 의료급여 대상 자들에 한하여 접수	● 이식비
한국부인암재단 02-3485-9393 http://kgcf.or.kr	● 경제적으로 어려운 여성	● 치료비, 수술비
한마음한몸운동본부 02-727-2293 www.obos.or.kr	● 백혈병과 희귀난치병으로 투병 중이며 경제적으 로 곤란한 만 18세 이하의 환아 ● 일반 난치병으로 투병 중이며 경제적으로 곤란한 만 18세 이하의 환아	● 소아암환자의 치료비, 수술비 및 이식비
한국유방건강재단 02-709-3900 www.kbcf.or.kr	● 유방암에 걸렸지만 경제 상황이 어려워서 치료 받 지 못하는 여성 ● 저소득층(국민기초생활수급대상자, 의료급여수 급자, 차상위 계층을 포함) ● 저소득 여성 가장으로 경제적 자립 능력이 없는 자 녀를 두었을 경우	● 여성암환자의 치료비, 수술비
인터알리아 공익재단 02-3479-0123 blog.naver.com/interfund	● 경제적 어려움으로 적절한 치료를 받지 못하는 환자 ● 해당 년도 최저생계비 기준 차상위 180% 이하 인 자	● 치료비
이랜드 복지재단 02-3142-1900 www.elandwelfare.or.kr	● 정부나 지자체 및 타기관의 긴급지원혜택을 받을 수 없는 지원의 사각지대에 놓인 자	● 치료비, 수술비
혈액암협회 02-3432-0807 www.bloodcancer.or.kr	● 기초생활보장수급권자나 저소득층 중 혈액암 환자 ● 백혈병 및 혈액질환으로 진단을 받은 환자	● 치료비 ● 헌혈증
세이브 더 칠드런 02-6900-4400 www.sc.or.kr	● 국민기초생활수급자, 저소득가정 내 만 18세 미 만 아동	● 치료비
생명나눔재단 055-335-9955 www.lifeshare.co.kr	● 소아암 · 소아 난치병 환자	● 치료비

희망나눔 61-721-2277 www.hmnn.kr	● 희귀난치병 환아	● 치료비
서울특별시 사회복지협회 02-786-2964 http://sasw.or.kr	● 주민등록등본 상 서울지역 거주자 ● 외국인(미등록 외국인 포함) ● 월소득 최저생계비 200% 이하(정부보조금 포함) ● 자산 1억3천500만 원 이하	● 의료비
우천복지재단 031-708-6798 www.woocheon.or.kr	● 현재 치료중이거나 치료예정인 저소득층 환아	● 의료비
IBK행복나눔재단 02-3789-3986 www.ibkfounda	● 중소기업에서 6개월 이상 재직 중인 근로자 본인, 배우자 및 미혼의 자녀 중 보건복지부가 정한 희 귀 난치성 질환 대상자, 암, 심장병, 장기이상, 척 추장애 등의 중증질환자	● 치료비
KTNG복지재단 02-563-4427 www.ktngwelfare.org	● 저소득(차상위, 수급) 가정의 보호자 혹은 가장인 환자(내 · 외국인 무관, 독거, 아동 환자는 제외)	● 치료비
아산복지재단 02-3010-4090 www.asanfoundation.or.kr	● 국민기초생활보장 수급자 및 이에 준하는 자로서 수술 등을 통하여 완치 가능성이 높은 환자 ● 해외교포 및 외국인 근로자 중 일차적 진단을 받 고 수술 등 원내진료가 필요하여 관련 보호단체에 서 의뢰한 환자	● 외래/입원 진료비
(사)한국희귀 · 난치성질환연 합회 (KORD) 02-714-5522 http://www.kord.or.kr	● 희귀 · 난치성질환 환우	● 수술비 및 외래 진료비, 재활치료비, 의료용품 구입 및 대여비

암 진단 결과를
암 환자에게
알리기

암 환자의 죽음을 받아들이는 5단계

Q7 암 진단을 받았을 때 겪는 죽음을 받아들이는 5단계가 무엇인가요?

A7 일반적으로 암 환자들은 암 진단을 받았을 때 '부정, 분노, 타협, 우울, 수용'의 심리적 과정을 겪습니다. 이 과정을 이해하고 있으면 환자는 자신의 상태를 파악함으로써 보다 빨리 평안한 수용의 단계에 접근하게 됩니다. 가족들도 환자를 보다 깊이 이해하고 돕는 데 도움이 될 것입니다.

말기 암 환자의 죽음을 돌보던 간호사로 많은 암 환자들의 마지막을 동행했던 엘리자베스 퀴블러 로스Elizabeth Kubler Ross는 말기 암 환자가 죽음에 이르기까지 경험하게 되는 심리를 5단계로 이야기했습니다. 모든 암 환자에게 이 다섯 단계가 반드시 순차적으로 일어나는 것은 아닙니다. 암 환자에 따라서 다섯 단계의 순서가 바뀌어서 나타날 수도 있고 중간 단계를 건너뛸 수도 있습니다.

이 5단계의 심리 상태에 대해 알면 우선 다른 사람들도 자신과 같은 감정의 변화를 겪는다는 사실에 위안이 됩니다. 또한 자신의 상태가 현재 어느 단계에 있는지 가늠하고 불필요한 단계의 기간을 줄이거나 건너뜀으로써 보다 빨리 수용 단계에 접근할 수 있습니다. 가족들도 암 환자가 겪게 될 심리 상태에 맞게 도울 수 있는 방법을 알아두면 암 환자를 더 잘 이해하고 제대로 도울 수 있습니다.

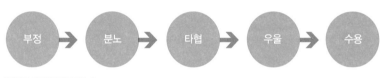

암 환자 심리 변화의 5단계

1. 부정Denial

암이라고 처음 선고를 받으면 많은 암 환자들이 자신의 병을 부인하거나 다른 사람의 이야기처럼 인식합니다. 또 자신에게 생긴 병에 대해서 분노하거나 신에게 벌을 받았다는 죄책감을 느끼기도 합니다.

이 단계의 암 환자를 돕기 위해서는 우선 암 환자가 나타내는 부정 또는 당황의 감정을 이해해야 합니다. "안 좋은 생각 좀 하지 마", "넌

안 죽어" 등 암 환자의 감정을 부인하는 표현보다는 오히려 "속상하지?", "그러게, 나도 믿기지가 않아"라는 말들로 암 환자의 말을 반복해주거나 공감해주는 것이 좋습니다.

또한 암을 선고받은 후, 암 환자는 병을 받아들일 수 있는 시간을 필요로 합니다. 조급하게 생각하지 말고 암 환자가 자신의 병에 직면할 준비가 되면 그때 암 환자에게 병에 관한 구체적인 정보를 제공해서 현실적으로 대처할 수 있도록 도와주어야 합니다.

2. 분노 Anger

부정의 시간이 지나면 대부분 "왜 하필이면 나에게"라며 억울해 하면서 자기 자신이나 주변 사람들, 병원 직원들, 그리고 절대자에게까지 분노를 표출합니다. 이때 암 환자가 표출하는 분노는 개인적인 공격이 아니라는 것을 이해해야 합니다. 암 환자가 왜 그러한 행동을 하는지 그 심리적인 혼란을 이해하려고 노력해야 합니다.

3. 타협 Bargaining

분노와 부정의 단계를 지나면 신과의 타협을 시도하는 단계에 이릅니다. 과거의 삶에 대한 잘못을 시인하고 생명을 연장해주면 특정한 헌신을 하겠다고 맹세를 하는 것입니다. 이때는 비록 환자가 소망하는 것이 현실성이 없더라도 인정해주고 지지해주는 것이 중요합니다. 종교가 없던 환자에게 절대자와의 만남을 갖게 해주는 것이 환자가 암 치유를 위한 마음가짐을 가질 수 있도록 돕는 최선의 방법입니다.

4. 우울Depression

환자가 신과 타협을 했음에도 불구하고 그것이 진정한 신앙으로 이어지기는 쉽지 않습니다. 따라서 다시금 현실을 바라보며 우울한 상태에 빠질 수 있습니다. 하지만 우울이 무조건 나쁜 것만은 아닙니다. 환자가 암 치유를 시작할 마음가짐을 갖기 위해서는 자신의 병을 인정하고 받아들이는 우울의 단계도 분명히 필요합니다.

우울 단계에 있는 암 환자를 돕기 위해서는 환자가 우울한 감정을 표현할 수 있도록 기회를 주고 조언을 하기보다는 그의 이야기에 조용히 귀 기울이는 것이 중요합니다. 옆에 함께 있어줄 사람이 있다는 것은 암 환자에게 큰 위로가 됩니다.

5. 수용Acceptance

앞의 단계들을 거치면 암 환자는 마침내 자신의 상황을 인정하고 받아들이는 수용의 단계에 들어섭니다. 이때 암 환자는 크게 두 가지의 상이한 반응을 보입니다. 첫째는 적극적으로 투병을 해보겠다는 반응입니다. 둘째는 모든 것을 체념한 듯이 혼자 있고 싶어 하고 사람들을 기피하려는 반응입니다.

환자가 긍정적으로 암을 치유하려는 마음을 가질 수 있도록 하기 위해서는 가족들의 사랑과 신앙이 필요합니다. 특히 고통이 극심해지거나 죽음에 대면할 때 그들에게 가장 필요한 것은 남편도 자식도 아닌, 절대자입니다. 암 환자에게 하나님과 복음을 소개하는 것은 그들이 고통 속에서도 평안할 수 있도록 하는 최선의 선물이 될 것입니다.

여동생은 초기 진단과 재진단 사이의 일주일 동안 자신의 병이 4기가 아닌 단순한 종양인 줄로만 알고 있었습니다. 그때 저는 검사 결과가 나오기 전에 여동생이 놀라지 않도록 암 환자의 심리 5단계에 대해 넌지시 알려주었습니다.

"지영아, 암 진단을 받으면 보통 5단계의 심리를 거친대. 그런데 분노와 우울 단계는 뛰어넘을 수도 있는 거라더라. 현명한 사람일수록 곧바로 타협 단계로 들어가는 거지. 그러면 감정적으로 차분한 상태에서 암 치료에 전념할 수 있대."

여동생은 다행히도 자신의 병을 담담히 받아들였습니다. 그리고 아기를 위해서라도 반드시 최선을 다해 투병하겠다고 했습니다. 그 모습에 어머니는 '강하다는 게 저런 거구나'라는 생각을 하셨다고 합니다.

이 모든 일에 우리를 사랑하시는 이로 말미암아 우리가 넉넉히 이기느니라

··· 로마서 8장 37절

암 진단 결과를 환자에게 알려야 하는 이유

Q8 암 환자에게 암 진단 결과를 꼭 알려야 하나요?

A8 암 환자가 자신의 병 상태를 정확히 알아야만 그 순간부터 제대로 된 암 치유가 이루어질 수 있습니다.

해외에서는 암 환자가 자신의 병명을 알 권리를 가지고 있다고 명시하고 있습니다. 그래서 암 환자에게 병명을 알리는 것이 보편화되어 있습니다. 그러나 한국에서는 암 환자에게 병명을 제대로 알리지 않고 있는 경우가 많습니다.

국립암센터 윤영호 박사팀이 국립암센터와 서울아산병원 등 11개의 대학병원에서 18세 이상의 말기 암 환자 481명과 가족 381명을 대상으로 한 연구를 논문으로 발표했습니다. 논문은 저명한 국제학술지인 〈임상종양학회지Journal of Clinical Oncology〉의 2010년 3월 온라인 판에 게재되기도 했는데, 그에 따르면 가족의 83.4%는 환자가 말기라는 사실을 알고 있었지만 정작 환자 본인의 경우에는 병명을 제대로 알고 있는 경우가 58%에 불과했습니다. 게다가 그 58% 중 32.1%는 '상태가 악화되어서' 혹은 '우연히 들어서' 스스로 알게 된 경우였습니다. 의사에게 들은 사람이 56.2%, 가족에게 들은 사람이 10.7%, 상태가 악화되어 추측으로 안 사람이 28.5%, 우연히 알게 된 사람이 3.6%, 기타 1%였습니다.

물론 제대로 알고 난 후, 심리적 충격으로 상태가 더 악화되는 경우도 있습니다. 그럼에도 불구하고 암 진단 결과를 환자에게 꼭 알려야 하는 이유는 무엇일까요? "말기라는 사실을 암 환자에게 알려야 하는가?"라는 질문에 암 환자의 78.6%, 가족의 69.6%가 "알려야 한다"고 대답했습니다. 그만큼 환자 본인이 자신의 병에 대해 정확히 알기를 원합니다.

또 정확한 사실을 환자에게 알리지 않으면 환자와 가족들, 심지어는 병원 직원과의 관계도 불편해집니다. 가족이나 병원 직원이 진실을 감추기 위해 거짓말을 하다 보니 대화가 겉돌게 마련이고, 결국 환자나 가족 모두 불안해지고 맙니다. 그리고 환자는 더 이상 가족들에게 아픈 증상을 말하지 못하게 됩니다. 이는 환자가 고통스러울 때도 가족과 아픔을 함께 나누지 못하게 하면서 혼자 외롭게 아픔을 겪는 고립감을 느끼게 할 수 있습니다.

암 치유를 제대로 하기 위해서는 생활 패턴, 먹는 것 등 모든 것을 바꿔야 한다는 것도 그 이유가 됩니다. 게다가 자신의 병명을 아는 환자가 피로나 통증, 식욕부진 등이 더 적은 동시에 신체적, 정서적, 사회적 기능 등은 더 높은 것으로 나타났습니다. 더 나아가 암을 치유하는 기간 동안 환자가 자신의 삶을 재정리함으로써 현재를 인생의 전환점이 되게 하거나 삶을 아름답게 마무리할 수 있는 시간을 가질 수 있습니다.

자신의 몸 상태를 가장 잘 아는 것은 환자 자신일 것입니다. 암 선고를 받았을 때 필요한 것은 무엇보다도 사랑을 근간으로 하는 가족 간의 협력입니다.

암 진단을 받고 재검사 결과를 기다리는 일주일 동안 여동생과 가족들은 서로 많이 부딪쳤습니다. 여전히 단 것, 고기만 좋아하는 여동생의 식성과 건강에 좋은 채소 위주로 식사를 해야 한다는 가족들의 강한 권유가 매번 부딪쳤던 것입니다. 지금에 와서 깨달을 것이지만 여동생이 자신의 식습관과 생활습관을 고치기 위해서는 자신의 병 상태를 분명히 알아야 했습니다.

> 하나님께서 능히 모든 은혜를 너희에게 넘치게 하시나니 이는 너희로 모든 일에 항상 모든 것이 넉넉하여 모든 착한 일을 넘치게 하게 하려 하심이라.
>
> … **고린도후서 9장 8절**

 ## 환자에게 암 진단 결과를 알리는 방법

Q9 환자에게 암 진단 결과를 어떻게 알려야 하나요?

A9 암 진단 결과는 환자의 상태를 고려해서 누가, 어떤 방식으로, 언제 전할 것인지를 정해서 알려야 합니다.

보통 암 진단의 결과는 의사가 직접 전합니다. 의사가 전하게 되면 환자가 비교적 객관적인 입장에서 담담하게 받아들일 수 있기 때문입니다. 하지만 진단 결과를 알리는 방식에 있어 딱히 정해진 정답은 없습니다. 가장 중요한 것은 암 환자 개개인의 심적, 물리적 상황에 따라 다르게 맞춰야 한다는 것입니다. 혹 암 환자가 진단을 받은 후 암에 관해서 얘기하고 싶어 하지 않을 때에는 대화를 멈추어야 합니다. 또한 이때 섣불리 환자를 위로하려 하거나 다른 이들의 경우를 얘기하는 등 환자가 병 상태를 판단하는 데 올바른 인지를 하지 못하도록 방해하는 행위 역시 금물입니다.

환자가 암에 관해서 다시 이야기를 할 때는 경청을 합니다. 굳이 무엇인가를 말하려고 하지 않아도 됩니다. 환자가 얘기한 것을 반복해서 언급하면서 공감하고 있다는 것을 표현하세요. 환자에게는 함께 있어주면서 얘기를 들어주는 사람이 있다는 것 자체가 큰 위안이 됩니다. 자크 워드^{Zach Ward}는 경청에 대해 이야기 하면서 "어떤 칭찬에도 동요하지 않는 사람이라도 자신의 이야기에 귀를 기울이는 상대에게는 마음이 흔들린다"라고 했습니다. 경청은 암 환자의 마음을 위로해주고 지지해주는 최고의 배려입니다.

그리고 기도합니다. 암 환자가 진단 결과를 알게 되었을 때 절망하지 않고 힘내서 밝게 투병할 수 있게, 담대하고도 평온한 마음을 가질 수 있게 해달라고 기도합니다. 또한 중보기도를 부탁하는 것도 좋습니다. 나중에 알게 된 사실이지만 여동생이 암 진단 결과를 알게 된 일요일 오후 2시, 목사님과 청년들 200여 명이 여동생을 위해 기도했다고 합니다. 기도하십시오. 마음의 평안을 얻을 수 있을 것입니다.

나를 사랑하는 자들이 나의 사랑을 입으며 나를 간절히 찾는
자가 나를 만날 것이니라

··· **잠언 8장 17절**

암 환자 가족들의 대처 방법

 사랑하기

Q10 암을 치유할 때는 가족들의 사랑이 중요하다고 들었습니다. 구체적으로 어떻게 사랑해야 하나요?

A10 사랑하는 최고의 방법은 함께 시간을 보내는 것입니다. 암 환자와 가족이 몸과 마음을 함께하는 시간을 갖도록 하세요.

암 치유는 환자 혼자 하는 것이 아닙니다. 온 가족이 함께해야 하는 것입니다. 가족들의 사랑은 암 환자에게 큰 용기를 줍니다. 또한 투병을 하는 동안 서로의 사랑을 확인하게 되면서 가족 간의 관계가 더욱 끈끈해집니다. 하지만 사랑에 미숙한 경우 암이 가정을 파탄으로 치닫게 할 수도 있습니다.

환자와 함께 시간을 보내는 것은 그에게 줄 수 있는 최고의 사랑입니다. 환자가 외로움을 느낄 수도 있으므로 그를 혼자 내버려두어서는 안 됩니다.

가족 중에 암 환자가 한 명 생기면 가족들의 생활과 시간들은 환자를 중심으로 재조정될 수밖에 없습니다. 특히 환자의 직접적인 보호자 역할을 하는 사람은 자신의 직업이나 삶까지 포기하고 환자의 곁을 지키게 마련입니다. 하지만 그 외의 다른 가족들도 환자와 함께할 수 있는 다양한 활동들을 하려고 노력해야 합니다. 산책, 쇼핑, 영화감상 등 암 환자의 체력에 무리가 가지 않는 선에서 함께 시간을 보내며 사랑을 표현하는 것이 좋습니다.

'말하지 않아도 알아요. 그저 바라보면 마음속에 있다는 것.'

잘 알려져 있는 제과 광고 노래의 가사입니다. 이처럼 특별한 것이 필요한 것이 아닙니다. 환자와 함께 시간을 보내고 손을 잡아주고 사랑하다고 말해주세요. 그리고 항상 환자를 위해 기도하고, 또 기도하고 있다고 말해주세요.

우리 가족은 여동생과 함께 저녁마다 아파트 놀이터에서 산책을 했습니다. 서로 바쁘게 각자의 위치에서 아등바등하며 살아온 탓에 가족이 다함께 놀이터에서 그네와 미끄럼틀을 타는 것이 초등학교 때 이후로 처음이었습니다. 이제 그 시간은 우리 가족에게 소중한 추억이 되었습니다.

그 외에도 기회가 될 때마다 게으른 여동생을 운동시키기 위해 온 가족이 대형 할인마트에 가서 운동 겸 쇼핑을 했습니다. 주말에는 살이 빠져가는 동생의 식욕을 돕기 위해 건강식 음식점을 찾아가는 외식 나들이로 기분 전환을 하곤 했습니다. 이렇게 우리 가족은 암을 치유하는 기간 동안 여동생을 중심으로 똘똘 뭉쳤고, 그만큼 서로를 더 애틋하게 사랑하게 되었습니다.

> 무엇보다도 뜨겁게 서로 사랑할지니 사랑은 허다한 죄를 덮느니라
>
> … 베드로전서 4장 8절

시간 보내기: 버킷리스트

Q11 암을 치유하는 동안 시간을 의미 있게 보내는 방법에는 무엇이 있나요?

A11 하고 싶은 것들을 정해 한 개씩 이루려고 해보세요.

버킷리스트라는 것이 있습니다. 죽기 전에 꼭 하고 싶은 일들을 정리해놓은 리스트를 말합니다.

삶이 얼마 남지 않았다는 사실은 자칫 환자로 하여금 모든 것을 자

포자기하게 만들 수도 있습니다. 버킷리스트는 이런 것을 방지하고 암 환자에게 목표의식을 심어줄 수 있을 뿐만 아니라 원하는 것을 이루어 갈 때마다 진정한 기쁨을 누릴 수 있게 합니다.

　버킷리스트를 통해 꼭 이루고 싶은 일의 우선순위를 정해보세요. 1년 안에 하고 싶은 일, 6개월 안에 하고 싶은 일 등으로 나눠서 작성하면 시기별로도 의미 있는 시간을 보낼 수 있습니다. 단, 시간이 지날수록 체력이 쇠약해질 수 있으니 활동성이 많은 리스트는 본격적인 치료가 시작되기 전에 시도하기를 권합니다. 살아오면서 꼭 해보고 싶었으나 이런저런 이유로 미루었던 바로 그것, 그것을 꼭 해보는 것입니다.

　여동생은 크게 세 가지 바람이 있었습니다. 그 첫 번째는 가족과 놀이공원으로 소풍을 가고 싶다는 것이었고, 두 번째는 비행기를 타보는 것이었습니다. 여동생은 바라는 대로 15년 만에 놀이공원으로 소풍을 갔고, 또 이모가 제주도 여행을 보내주신 덕분에 비행기도 탈 수 있었습니다. 그리고 마지막 세 번째는 좋아하는 가수의 콘서트에 가는 것이었습니다. 일찍 시집을 간 탓에 또래의 친구들처럼 가기가 쉽지 않았던 때문이었습니다. 결국 여동생은 가수 박진영 콘서트에 다녀옴으로써 오랫동안 가졌던 아쉬움을 해소할 수 있었습니다. 물론 이 모두는 6개월밖에 안 남았다는 선고를 받았지만 온전한 체력을 허락하셨기에 가능했던 축복이었습니다.

니희는 먼저 그(하나님)의 나라와 그의 의를 구하라 그리하
면 이 모든 것을 너희에게 더하시리라

··· 마태복음 6장 33절

 가족들의 우울증

Q12 우울증은 암 환자만 걸리는 것이 아니라 가족들도 걸릴 수 있다던
데요?

A12 암 환자 가족의 3분의 2가 우울 증세를 보입니다. 그래서 성공적인 암
치유를 위해서는 가족들의 마음을 잘 살피는 일도 중요합니다.

암 환자가 있는 가정에서는 가족의 3분의 2가 우울 증세를 보인다는
연구 결과가 있습니다. 가족들이 모두 암 치유라는 힘든 싸움을 하고
있는 증거이기도 합니다. 그렇다고 아주 절망적인 것은 아닙니다. 몸
과 마음의 준비를 하면 충분히 이겨낼 수 있기 때문입니다.

일단 환자를 직접적으로 돕는 보호자는 정신적 스트레스뿐만 아니
라 육체적인 피로도 함께 누적됩니다. 따라서 환자를 직접적으로 간
호하는 보호자가 지치지 않게 다른 가족들이 적절히 교대를 해주어야
만 합니다.

환자를 직접적으로 간호하지 않는 가족들의 경우에는 일상적인 사
회 활동을 미안하게 생각합니다. 만약 환자가 세상을 떠날 때 곁에 있

어주지 못했다면 미안함은 자책으로 이어지기도 합니다. 하지만 가족이 평상시와 같이 생활하는 것이 오히려 환자의 부담감을 덜어줄 수 있다는 점을 알아두세요.

자신이 암 환자의 가족이라면 자신에게도 우울 증세가 나타날 수 있음을 인지하고 신체적으로나 정신적으로 무장을 해야 합니다. 또한 밝고 좋은 것만을 보고 듣고 생각하려고 노력해야 합니다. 우울 증세가 심하다면 전문가와의 상담을 통해서 도움을 받는 것이 좋습니다.

여동생에게 암 진단이 내려졌을 때 가장 먼저 한 것은 가족에게 '암환자 가족의 3분의 2가 우울 증세 보인다'는 내용의 기사를 전하는 것이었습니다. 그러자 아버지는 가족들을 한데 불러 모으시고는 "우리 가족이 그 어느 때보다도 똘똘 뭉쳐야 한다. 긍정적인 생각과 밝은 에너지로 서로 격려하고 힘이 되어주자. 지영이를 위해서 최선을 다해보자"고 하셨고, 우리는 서로를 안으며 격려했습니다.

여인이 자기의 젖 먹는 자식을 잊을 수 있겠으며 자기 태에서 난 아들을 불쌍히 여기지 않을 수 있겠느냐 참으로 그들은 혹시 잊을지라도 나는 너를 잊지 아니하리라 보라 내가 너를 내 손바닥에 새겼고 너의 성벽이 내 앞에 있나니

··· 이사야 49장 15~16절

오픈마인드 대화: 치료적 커뮤니케이션

Q13 암 환자와 가족들이 대화할 때 중요한 것은 무엇인가요?

A13 암 환자는 자신이 느끼는 감정을 솔직히 드러내야 하고, 가족들은 환자와 공감하려는 마음가짐으로 대화에 임해야 합니다.

암 환자와 가족이 대화할 때 주의해서 실천해야 하는 것은 다음과 같습니다.

첫째, 환자의 가족들은 환자의 심정과 고통을 공감하기 위해 노력해야 합니다. 그러기 위해서는 먼저 환자의 말보다 말 이외의 것에 귀를 기울여야 합니다. 예를 들어 환자가 다리를 떨면 '환자의 마음 상태가 불안하다'는 것을 파악할 수 있어야 하는 것입니다. 즉, 환자의 마음을 이해할 수 있어야 하는 것입니다.

둘째, 때로는 말보다 침묵이 환자에게 더 많은 위로를 주기도 합니다. 일반적으로 대화 중 침묵이 흐르면 어색함 때문에 무언가를 계속 말하려고 애를 씁니다. 환자와의 대화 중에는 더욱 그러합니다. 그러나 환자에게 해줄 수 있는 적절한 말을 찾지 못했다면 차라리 침묵을 지키는 것이 낫습니다. 단, 침묵이 흐른다고 긴장하지 말고, 편안한 분위기를 유지하는 것이 중요합니다. 이때 오히려 환자가 자기 속마음을 얘기하게 될 수도 있기 때문입니다.

환자가 대답하기 곤란한 질문을 하는 경우도 있습니다. 죽음이나 사후세계, 영적인 내용이 그런 것들입니다. 이럴 때는 당황스럽더라도 일부러 화제를 바꾸어서는 안 됩니다. 환자가 원하는 화제를 일방적으로 바꿔버리는 것은 환자 혼자 고민하라고 내모는 것과 다르지 않습니다.

다음은 《정신간호 이론의 이해와 적용》(최귀순 외, 2011)에서 참고한 암 환자와 대화할 때의 주의사항입니다.

첫째, 환자의 질문이 대답하기 어렵더라도 회피하지 마세요. 모르는 부분에 대해서는 솔직하게 모른다고 말하는 것이 좋습니다. 그런 다음에는 여기에서 그치지 말고 충분히 알아본 후에 환자에게 알려주어야 합니다.

둘째, 명령처럼 강압적인 어조로 조언하지 않도록 하세요. 환자의 불안이나 고민을 무시하는 말을 해서는 안 됩니다. "아무것도 아니다," "불안해한다고 해결되는 건 없다", "고민 좀 그만 해"라는 식의 말은 환자에게 상처를 줄 수 있습니다.

셋째, 책임지지 못할 사안에 대해서는 확신을 주지 마세요. 물론 환자와 가족들은 긍정적인 마음을 가져야 합니다. 그러나 임종을 앞둔 환자에게는 막연한 희망보다 자신의 상태에 대해서 정확하게 인지하도록 하는 것이 좋습니다. 그래야만 가족들과의 작별 인사나 삶의 정리를 잘할 수 있습니다.

넷째, 환자의 잘못된 판단이나 지나친 비난을 무조건적으로 받아줘서는 안 됩니다. 고통을 당하면 사람은 예민해져서 부정적으로 생각하게 되고 이 고통을 다른 사람의 탓으로 돌리기도 합니다. 이런 경우 환자에게 동조하지 말고 상황을 긍정적이고 올바르게 판단할 수 있도록 도와주어야 합니다.

환자와 가족 간의 대화는 아주 중요합니다. 환자가 편안하게 심리 상태나 고통 정도를 표현할 수 있게 해주세요. 이때 자신이 딱히 도와줄 수 없다는 이유로 당황하거나 미안해하기도 하는데 그러지 않아도 됩니다. 환자가 당신에게 무언가를 이야기한다는 것 자체만으로도 당신이 이미 그에게 안정감을 주고 있다는 증거가 되기 때문입니다.

어머니, 아버지, 그리고 4남매의 우리 가족은 비교적 넉넉한 인적 구성 덕분에 역할을 분담할 수 있었습니다. 그중에서도 여동생의 심리 상태와 관련해서는 발병 이전에도 사적인 이야기를 터놓았던 셋째 동생이 담당했습니다.

> 죽은 자의 부활도 이와 같으니 썩을 것으로 심고 썩지 아니할 것으로 다시 살며 욕된 것으로 심고 영광스러운 것으로 다시 살며 약한 것으로 심고 강한 것으로 다시 살며 육의 몸으로 심고 신령한 몸으로 다시 사나니 육의 몸이 있은즉 또 신령한 몸이 있느니라
>
> … 고린도전서 15장 42~44절

정보 요점정리자 선정, 최종 선택은 암 환자가

Q14 가족들의 의사를 어떻게 수렴하고 결정해야 하나요?

A14 정보 요점정리자의 역할을 하는 사람이 수집하고 정리한 정보를 환자와 가족들에게 전달하되, 최종 선택은 가족들이 협의해서 합니다. 단, 환자가 성인인 경우 환자의 의견을 우선적으로 존중해주어야 합니다.

암에 관한 방대한 정보를 환자가 모두 이해하기에는 육체적으로나 정신적으로 힘이 듭니다. 또한 가족마다 각기 다른 의견을 내놓을 경우 환자는 의사를 결정할 때 과도한 스트레스를 받게 됩니다. 이것을 방지하기 위해 정보를 수집하고 그 요점을 정리하는 담당자를 정해야 합니다. 《암을 이기는 의사들》(김선규 외, 2008)에서 추천하는 암 환자 가족들이 해야 할 일 중 하나 역시 '가족 중 의사결정권자를 두는 것'입니다.

한 명이 가족들의 의견을 수렴하고 통합하는 것은 가족들 간의 의견 차이나 분열을 막는 중요한 방법이 될 수 있습니다. 그런 다음 환자에게는 정리된 내용을 제시하고 최종 결정을 내리게 하세요. 환자가 직접 최종 결정을 하면 그는 스스로 치료에 능동적으로 참여하고 있다고 생각하며 더욱 적극적으로 투병을 하게 됩니다.

너희 중에 누구든지 지혜가 부족하거든 모든 사람에게 후히 주시고 꾸짖지 아니하시는 하나님께 구하라 그리하면 주시리라

… 야고보서 1장 5절

중보기도자와 신앙 공동체의 중요성

Q15 **암을 치유하고 있는 중인데 외롭습니다. 어떻게 해야 이겨낼 수 있나요?**

A15 암을 치유하는 동안에는 환자뿐만 아니라 가족들도 그들의 의지만으로 외로움을 이겨내기 힘듭니다. 지속적으로 상황을 이야기하고 응원해주고 공감해줄 수 있는 중보기도자를 세우거나 공동체의 보살핌을 받으세요.

처음 2~3개월 동안은 그런 병에 걸렸다는 사실에 당황스럽고, 또 치료 방법을 찾아 헤매느라 고독감이나 외로움을 느낄 틈이 없습니다. 또한 주변에서도 많은 위로를 해주기 때문에 견딜 만도 합니다. 그러나 어느 정도의 시간이 지나게 되면 지친 가족들과 무관심한 주변 사람들 속에서 환자는 점차 외로움을 느끼게 되곤 합니다. 그런데 이 외로움은 혼자만의 힘으로는 극복하기 어렵습니다.

여동생의 투병 기간 중 저는 회사에 연차까지 내고 한 세미나에 참석했습니다. 서울 사랑의교회 주최의 '목적이 이끄는 삶', '목적이 이끄는 공동체'라는 주제의 세미나였습니다. 참석하게 된 계기는 일전에 읽은 릭 워런Rick Warren의《목적이 이끄는 삶The Purpose Driven Life》이라는 책에 있었습니다. 그 책이 저로 하여금 존재 이유를 깨닫게 했고, 또한 하나님을 만나게 해주었기 때문이었습니다.

그날 저는 "소그룹 공동체가 암 치유 기간 동안 기도해주고 아픔을 보살펴주어서 암을 완치할 수 있었다"는 어떤 사람의 고백 동영상을 보았습니다. 외로움을 나눌 공동체가 있으면 환자는 더욱 힘을 낼 수 있다는 사실을 알게 된 것입니다. 그날 이후 저는 교회 주보에 동생의 중보기도를 부탁하는 글을 썼습니다. 그러자 많은 교인들이 중보기도와 함께 동생 휴대폰으로 응원의 문자를 보내주었습니다. 이 문자들은 동생의 외로움을 덜어주었을 뿐만 아니라 이 하나님께 마음을 열고 나아갈 수 있게 하는 데 큰 도움이 되었습니다.

> 혹시 그들이 넘어지면 하나가 그 동무를 붙들어 일으키려니와 홀로 있어 넘어지고 붙들어 일으킬 자가 없는 자에게는 화가 있으리라
>
> … 전도서 4장 10절

 ## 암 환자와 배우자

Q16 배우자가 암에 걸렸을 때는 어떻게 해야 하나요?

A16 환자는 누구보다도 배우자를 가장 많이 의지합니다. 환자가 암을 잘 치유할 수 있도록 동역자가 되어주세요.

환자에게 있어 배우자는 자신과 가장 가까운 사람이며, 환자가 투병하는 데 있어 배우자의 역할은 암 치유의 성공 여부를 좌지우지할 정

도로 막대한 영향을 미칩니다. 따라서 환자가 암을 잘 치유할 수 있도록 동역자가 되어주어야 합니다.

배우자가 암에 걸렸을 때의 남녀별 반응

배우자가 암에 걸렸을 때 그에 대처하는 방식에 남녀 차가 나타난다고 합니다. 일례로 남자가 암에 걸리면 여자들은 끝까지 간호하는 경우가 많은 반면 여자가 암에 걸리면 남자들 열 명 중 일곱 명은 떠난다는 조사 결과가 있습니다. 많은 수의 부부가 함께 암을 이겨내고 있기도 하지만 동시에 많은 수의 부부가 암 때문에 헤어지고 있는 것입니다.

죽음을 받아들이는 데도 남자와 여자는 상당한 차이가 있습니다. 유럽의 한 연구 결과에 의하면 남편과 사별한 아내의 사망위험률은 17%인 데 비해, 아내와 사별한 남성의 사망위험률은 21%라고 합니다. 여자들은 자신의 슬픔을 표현하는 데 탁월해 주변인과 슬픔을 공유하면서 상처를 치유하지만, 남자들은 자신의 슬픔을 자기가 혼자 짊어져야 할 짐으로 생각하고 남과 공유하지 않기 때문입니다. 이는 고민을 드러내는 것을 '문제를 스스로 해결할 수 없다'는 무능력함을 드러내는 것이라고 생각하기 때문이기도 합니다. 남자들이 슬픔을 표현하는 것을 막는 사회적 풍토 또한 남성들을 슬픔 속에 고립되게 하는 요인입니다. 그러나 배우자와 사별한 남자의 소극적인 표현과 무뚝뚝함은 주변 사람들로 하여금 '저 사람은 과연 슬프긴 한 걸까?'라는 의구심을 불러일으키기도 합니다. 슬픔에 대한 남녀의 차이는 단지 방식의 차이일 뿐 누구의 방법이 더 낫다고 말할 수는 없습니다. 그러나 명심해야 할 점은 충분히 자신의 슬픔과 사랑을 표현하지 못하면 훗날 최선을 다하지 못했다는 죄책감으로 더 힘들어 할 수도 있다는 것입니다.

부부간의 성관계

암에는 전염성이 없으므로 부부간의 성관계에는 아무런 문제가 없습니다. 암을 치유하는 도중에도 성욕은 자연스럽게 지속되므로 성욕이 일어나는 것에 대해 죄책감을 느낄 필요가 전혀 없습니다. 오히려 성관계는 환자에게 안정감을 줄 수 있습니다. 또 손을 잡아준다거나 안아주는 스킨십도 환자에게 큰 도움이 됩니다.

환자의 배우자가 암에 대해 부담감을 느끼고 있다면 스킨십과 함께 그 부담감이 환자에게도 전달될 수 있습니다. 따라서 진심으로 환자를 사랑하고 위해주어야 합니다.

만약 임신을 바란다면 본격적인 치료를 시작하기 전에 정자 또는 난자를 채취해서 보관할 것을 권합니다. 방사선치료나 항암 치료를 받으면 정자 또는 난자가 상해 임신이 불가능해질 수도 있기 때문입니다.

> 각각 자기의 아내 사랑하기를 자기같이 하고 아내도 그 남편을 경외하라
>
> … 에베소서 5장 33절

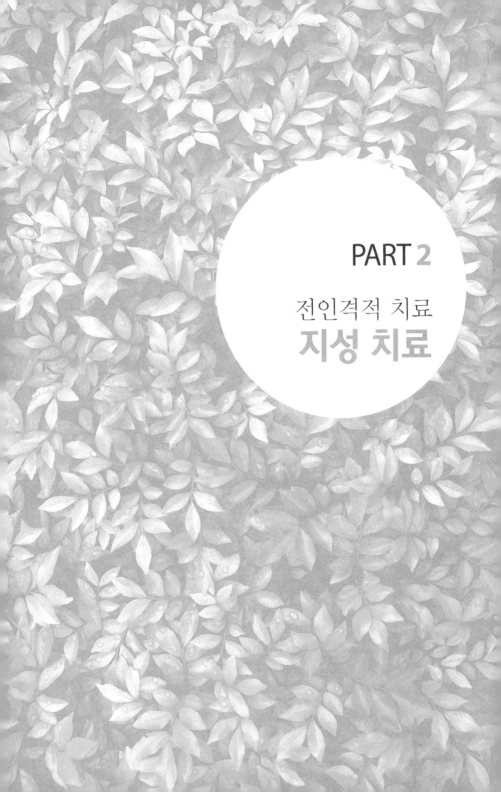

PART 2

전인격적 치료
지성 치료

암은 아는 만큼 이길 수 있다!

지피지기백전불태 知彼知己百戰不殆
상대를 알고 자신을 알면 백 번 싸워도 위태롭지 않음

— 《손자병법孫子兵法》〈모공謀攻〉편

'지피지기면 백전백승이다'라는 말이 있습니다. 상대를 알고 나를 알면 백번을 싸워
도 백번을 이긴다는 말로 알려져 있지요. 사람들 사이에서 널리 쓰이다 보니까 원래
있던 말처럼 여겨지기 쉽지만 사실 손자병법에 나오는 말은 '지피지기면 백전불태'
가 맞습니다. '상대를 알고 나를 알면 백번을 싸워도 위태롭지 않다'는 말로, 상대를
잘 파악하는 것이 이기기 위한 전제조건이라는 것을 말하고 있습니다. 다시 말해 상
대를 모른 채 싸움을 한다는 것은 위태로움을 자초할 수 있다는 것입니다.

따라서 상대방인 암에 대해 제대로 파악하지도 못 한 채 이기려고 무조건 달러드는
것은 결코 현명한 처사가 아닙니다. 암 치유에 성공하기 위해 암 환자와 가족이 암에
대한 지식을 잘 습득하고 대처해야 합니다.

그러나 대부분의 암 환자와 가족들은 암 전문가가 아닙니다. 게다가 암 진단 결과에
당황해서 그 정보를 찾을 겨를도 없습니다. 환자의 주변 사람들 역시 환자를 어떻게
도와줘야 할지 몰라 안타까워하기만 하는 것이 현실입니다.

2부에는 암의 원인에서부터 치료법까지 암 환자와 가족이 필요로 하는 객관적인 내
용들을 담았습니다. 암 치료에 대한 객관적인 정보는 혼란스러운 암 환자와 가족에
게 암 치유를 위한 내비게이션이 되어줄 것입니다.

암 정보에 관하여 알아보기

 암이란?

Q17 암이란 무엇입니까?

A17 암이란 급속히 증가하는 비정상적인 세포들을 말하는데 실제 그 종류는 200여 가지에 이른다고 합니다. 하지만 '암=사망선고'라는 인식이 만연했던 과거와는 달리 현재에는 꼭 그런 것만도 아닙니다. 2005~2009년의 암 치유율이 62퍼센트로 절반 이상의 높은 비율을 보인 것입니다. 이제 암은 알면 고칠 수 있는 병이 되었습니다.

암이란 성장을 멈추지 않고 계속 자라는, 비정상적인 세포가 일으키는 병을 말합니다.

암은 더 이상 특별한 사람에게만 나타나는 병이 아닙니다. 보건복지부와 중앙암등록본부가 발표한 2011년 통계에 따르면 우리나라의 2009년 암 환자 수는 19만2천561명으로 1999년 10만1천32명에 비해 90.6%나 증가했습니다. 또 평균 수명(남자 77세, 여자 84세)까지 생존한다고 가정했을 때 전체의 경우 세 명 중 한 명(36.2%), 남성의 경우 다섯 명 중 두 명(37.9%), 여자의 경우 세 명 중 한 명 (32.7%)이 암에 걸릴 수 있다고 합니다.

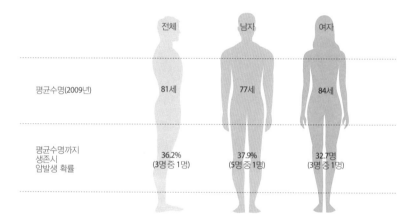

암 발생 확률

2009년 가장 많이 발생한 암은 남자의 경우 20.1%인 위암이었으며 다음으로는 대장암(15.2%), 폐암(14.1%), 간암(12.0%), 전립선암(7.4%)의 순이었습니다. 여자의 경우에는 28.7%인 갑상선암이 1위를 차지했으며 다음으로는 유방암(14.4%), 대장암(10.6%), 위암(10.5%), 폐암(6.1%)의 순이었습니다.

암 환자는 앞으로도 꾸준히 증가할 것으로 보입니다. 2010년 국립암센터 암등록통계과에서 2015년까지의 암 발생자를 추정한 결과 27만809명이라는 숫자가 나왔다고 합니다. 2009년에 19만2천561명이었던 데 비해 무려 40.6%가 증가하는 것입니다. 따라서 가면 갈수록 친척이나 가족 중에 암 환자가 있거나 본인 스스로가 암 환자일 확률이 더욱 높아지게 됩니다.

하지만 동시에 생존율도 증가하고 있습니다. 통계청의 '2011년 국가통계포털 사망원인 통계' 자료에 의하면 2005~2009년의 암 환자가 5년 이상 생존한 확률은 62%로 1993~1995년(41.2%)보다 20.8%, 2001~2005년(53.7%)보다 8.3% 증가하는 등 지속적인 향상이 관찰되었습니다.

물론 흔히 발생하는 몇 가지 종류 외의 암은 아직 정복하지 못한 것이 사실입니다. 그렇다고 치료를 아예 포기해서는 안 됩니다. 현대의학에서도 포기한 암 환자들이 다양한 방법으로 치유에 성공한 경우도 있기 때문입니다. 따라서 암은 물리적 치료뿐만 아니라 감성 치료와 영성 치료를 포함한 전인격적인 치료를 통해 극복해나가야 합니다.

보통 암에 걸리면 몇 기인지부터 확인하고는 합니다. 암 주기를 알아야 효과적으로 암을 치유할 수 있기 때문입니다. 암 주기는 암세포의 크기 및 분포한 정도에 따라서 결정됩니다. 암세포가 작고 한곳에 머물러 있으면 1기 또는 2기, 암세포 덩어리가 크고 다른 곳까지 퍼져 있으면 3기 또는 4기라고 부르는 것입니다. 물론 암의 종류와 상태에 따라서 주기를 설정하는 법은 다를 수 있습니다.

암이 1기, 2기일 때 발견되면 당연히 치유될 가능성이 높습니다. 하지만 3기, 4기라고 해서 1기나 2기보다 치유율이 낮다고 할 수는 없습니다. 현대의학이 포기한 4기의 암 환자에게서 어느 날 암세포가 흔적도 없이 사라진 사례가 많기 때문입니다. 통증도 암의 종류와 개인에 따라서 상당한 차이를 보입니다. 1기여도 통증을 심하게 느끼는 환자가 있는가 하면 4기여도 통증이 없어서 치료 중에 일상생활을 하는 환자도 있다고 합니다.

암은 그에 관한 지식과 살겠다는 의지가 있으면 극복할 수 있는 병입니다. 암 치유를 시작하는 데 있어 자신의 암 진행 정도에 연연하지 마세요.

여동생은 6개월 내내 정상인처럼 살다가 딱 3일만 아픈 후 천국으로 떠났습니다. 그렇게 동생을 떠나보낸 후 장례식을 치르고 집으로 돌아와 엄마와 〈천만 번 사랑해〉라는 일일연속극을 보게 되었습니다. 거의 마지막 회에 가까웠던 그 드라마는 극적인 요소를 위해서였는지 여주인공을 갑자기 위암 환자로 만들고 1년밖에 살지 못한다는 선고를 받게 했습니다. 순간 '왜 하필 장례식을 치르고 오자마자 여주인공이 암에 걸리는 장면을 보게 되는 거야?'라는 야속한 생각이 들기도 했습니다. 하지만 여주인공이 심한 통증을 느껴 화장대 위에 있는 진통제를 먹으려다가 기절을 하는 장면이 나오자 다른 생각이 들었습니다. 그래서 엄마에게 이렇게 말했습니다.

"엄마, 저 사람은 1년이나 남았는데도 진통제도 못 먹고 기절할 정도로 고통스러워 하잖아요. 하지만 지영이는 담관암 4기라는 진단을 받고도 큰 고통 없이 살다가 하나님 곁으로 갔으니 얼마나 감사해요. 지영이가 살아야만 기적인 것이 아니라 예수님을 영접하고 평안하게 살다가 하늘나라에 간 것, 그것도 기적이지요!"

엄마는 제 말에 동의하시며 "그곳에는 고통도 없고 자신을 사랑해 주는 하나님이 계실 테니 지영이는 행복할 거다"라고 말씀하셨습니다.

> 믿음이 없이는 하나님을 기쁘시게 하지 못하나니 하나님께 나아가는 자는 반드시 그가 계신 것과 또한 그가 자기를 찾는 자들에게 상 주시는 이심을 믿어야 할지니라
>
> ··· 히브리서 11장 6절

통계에서 벗어나기

Q18 예후가 무엇인가요?

A18 예후는 환자들의 생존 기간을 중앙값으로 읽는 수치입니다. 따라서

예후가 좋다는 말은 생존 기간이 길 것이라는 말을 의미하게 됩니다. 하지만 중요한 것은 예후는 통계일 뿐 생존 기간은 개인마다 제각각이라는 사실입니다. 예상했던 것보다 오래 사는 사람도 많습니다.

환자의 생존 기간을 추정한 값을 예후라고 합니다. 예후가 좋고 나쁘다는 것은 환자의 생존 기간이 길고 짧을 것이라는 뜻입니다. 하지만 이것은 수치에 지나지 않습니다. 실제 생존 기간은 환자별로 천차만별입니다.

다비드 세르방-슈레베르David Servan-Schreiber가 저술한 《항암Anticancer》이라는 책이 있습니다. 이 책에는 1982년 7월에 복막중피종이라는 희귀병 걸린 하버드대학 교수 스티븐 제이 굴드가 생존 기간을 연구하며 만든 메디안 그래프가 실려 있습니다. 메디안 그래프 역시 생존 기간 합의 중앙값을 예후로 보았습니다.

그런데 그래프 중앙값에서 오른쪽으로 멀어질수록 사망자의 수가 더욱 줄어든다는 것을 주의 깊게 봐야 합니다. 무엇보다도 오른쪽 끝이 축에 닿지도 않은 것은 아직도 살아가는 사람이 있을 수 있다는 것을 의미합니다. 따라서 암 환자에게 중요한 것은 자신이 이 생존 곡선의 어디에 존재하느냐, 입니다. 중앙값보다 왼쪽에 있다면 예후 기간보다 일찍 죽을 것이고 오른쪽에 있다면 더욱 오랫동안 살아갈 수 있을 것입니다. 오른쪽에 들 수 있도록 노력하는 자세가 필요합니다.

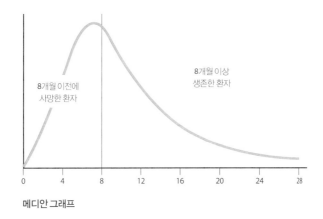

8개월 이전에
사망한 환자

8개월 이상
생존한 환자

0   4   8   12   16   20   24   28

메디안 그래프

한편 이 그래프는 약 20년 전에 치료를 받았던 암 환자들의 것입니다. 현재에는 의학기술도 많이 발전되었고 대체치료와 보안치료도 생겨났기 때문에 더 길어진 예후를 기대해볼 만합니다.

그러므로 너희 죄를 서로 고백하며 병이 낫기를 위하여 서로 기도하라 의인의 간구는 역사하는 힘이 큼이니라

··· 야고보서 5장 16절

 암 정보 수집 및 분석 방법

Q19 암에 관련된 정보를 수집하고 분석하는 방법을 알려주세요.

A19 암에 대한 정보는 서적, 인터넷, 의학신문 등에서 구할 수 있습니다.

하지만 잘못된 정보나 사기성이 있는 정보들도 많으므로 믿을 만한지, 제대로 된 정보인지의 여부를 잘 구별해야 합니다.

전문가가 아닌 암 환자나 보호자가 자료를 수집하기에는 그것들이 너무나 산만하게 분산되어 있는 것이 현실입니다. 게다가 현대의학에 대해 서로 상이한 의견을 펼치고 있는 책들도 있어 환자는 더욱 혼란스러워집니다. 이러한 현실 속에서 명확한 정보를 수집하기 위해서는 두 가지 중요한 요소가 필요합니다.

첫째, 정보의 홍수 속에서 올바른 정보를 구분해내는 능력입니다.
인터넷에 떠돌아다니는 정보들 중에는 수박 겉핥기식의 얕은 지식이 대부분입니다. 더군다나 새로운 기적의 치료법, 특정 음식 등을 내세우며 마음이 조급한 암 환자들을 대상으로 한몫 챙기려는 사람도 많습니다. 환자와 가족들은 특정 음식을 먹고 병이 나았다는 이야기에 솔깃해지기 쉽습니다. 하지만 한 가지 음식만으로 병을 낫게 하는 기적의 치료법은 없습니다. 올바른 정보를 수집하기 위해서는 믿을 만한 출처의 자료를 사용해야 합니다. 또 암에 대한 기사나 책에서 정보를 찾을 때는 가장 최신의 것을 선택해야 합니다. 잘못된 정보는 점차적으로 수정되게 마련이기 때문입니다.
둘째, 수집한 정보들을 이해하고 분석하는 능력입니다.
상반된 주장을 펼치고 있는 현실에서 아직까지는 과학을 바탕으로 하는 의학기술이 완벽하지만은 않다는 점을 기억해야 합니다. 암을 치료하기 위해서는 의학기술을 활용한 물리적 치료뿐만 아니라 감성 치료와 영성 치료가 고려된 전인격적 치료를 실시해야 한다는 점을 잊지 마세요. 또한 이렇게 모은 자료들을 환자에게 전달할 때는 환자가 혼란스러워 하지 않도록 중요한 정보를 취사선택해서 제시해야 합니다.

서울의 가장 큰 서점에서 암에 관련된 책들을 찾아보았지만 그 수는 1미터짜리 책장 세 줄을 채울 정도에 불과했습니다. 게다가 그중에서도 비슷한 내용이 대부분이었고 정말 유용한 책은 대여섯 권밖에 없었습니다. 별다른 수확을 얻지 못한 것은 인터넷에서도 마찬가지였습니다.

다행히 하나님께서는 암의 기본 정보뿐만 아니라 임종, 영적 케어, 호스피스완화의료 서비스, 장례식, 사별관리 등에 관한 지혜와 위로를 필요한 때에 공급해주셨습니다. 때로는 기사나 책을 통해서, 때로는 성경말씀과 사람을 통해서 말입니다. 그렇게 저희 가족은 하나님의 인도하심과 보호하심 아래에서 지혜롭고 담대하게 투병을 잘할 수 있었습니다.

지혜는 진주보다 귀하니 네가 사모하는 모든 것으로도 이에 비교할 수 없도다

··· 잠언 3장 15절

암 발생 원인

Q20 암을 발생시키는 원인은 무엇인가요?

A20 현재 암을 유발시키는 원인으로 스트레스, 흡연, 잘못된 식습관, 발암물질, 유전자 변형 등이 거론되고 있습니다. 하지만 아직까지도 직접적인 원인은 밝혀지지 않은 것이 현실입니다.

암을 완전히 예방하고 치료하기 위해서는 그 원인을 밝혀야 합니다. 현대의학이 암을 정복하지 못하고 있는 이유는 암의 직접적인 원인을 아직 밝혀내지 못했기 때문입니다. 암을 유발시키는 데 많은 영향을 미치고 있는 스트레스, 흡연, 잘못된 식습관, 발암물질, 유전자 변형 등이 암의 원인으로 거론되고는 있으나 직접적인 원인은 아닙니다. 학회에서는 지금까지도 이들이 암을 유발시키는 원인인지의 여부에 대해 찬반 논쟁 중입니다.

하지만 일단 현재로서는 암 유발에 많은 영향을 미치고 있는 것들을 삼가야 할 수밖에 없습니다.

그가 와서 죄에 대하여 책망하시리라 죄에 대하여라 함은 그들이 나(예수)를 믿지 아니함이요

… 요한복음 16장 8~9절

암 치유법에 관하여 알아보기

 3대 치료법

Q2 l 3대 치료법이 무엇인가요?

A2 l 3대 치료법은 암 치료법 중 가장 대표적인 수술, 방사선치료, 항암 치료를 말합니다. 수술은 암세포를 잘라내는 방법이고 방사선치료는 방사선을 몸에 쬐어 암세포를 죽이는 방법이며 항암 치료는 화학약품인 항암제를 투여해 암세포를 죽이는 방법입니다. 이러한 치료법들의 효과와 부작용을 각각 파악한 후 어떤 치료를 받을지 선택해야 합니다. 또 위의 세 가지 치료법 외에 다른 치료법들이 있다는 것도 알아두는 것이 좋습니다.

암이라는 결과가 나왔을 때 의사들이 일반적으로 제안하는 것은 3

대 치료법으로 알려져 있는 수술, 방사선치료, 항암 치료입니다.

수술은 눈에 보이는 암세포를 직접 잘라내서 없애는 방법이며 보통 1기 또는 2기인 암 환자를 대상으로 합니다. 그런데 수술을 받아도 육안으로는 보이지 않는 암세포가 남아 암이 재발할 수도 있습니다. 때문에 잔여 암세포를 죽이기 위해 추가적으로 방사선치료와 항암 치료를 실시하기도 합니다.

하지만 이 방법은 면역세포까지 죽이는 단점을 가지고 있으므로 현대 의학에서는 면역세포 투여를 통해 잔여 암세포를 제거하는 면역요법을 권하고 있습니다.

방사선치료는 암세포에 방사선을 쬐어 그것들을 죽이는 방법입니다. 여기에는 개복 없이 몸에 방사선을 투과하는 방법과 수술처럼 개복을 하고 직접 암세포에 방사선을 쬐는 방법이 있습니다.

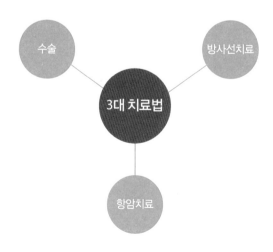

위에서도 언급했듯이 방사선치료는 보통 수술 후 잔여 암세포를 제거하기 위해 사용됩니다. 그런데 방사선치료만으로도 완치될 수 있는 병이 있습니다. 악성 림프종, 호지킨 병, 일부 피부암, 초기 고형암 등이 그것입니다. 하지만 구토, 식욕 저하, 탈모 등의 부작용을 일으킬 수 있다는 단점도 있습니다.

항암 치료는 화학물질인 항암제를 환자의 몸에 투여해 암세포를 죽이는 방법입니다. 백혈병, 악성 임파종, 윌름스 종양, 고환암, 유방암을 완치시킬 수 있고 폐암(소세포암), 난소암, 두경부암에도 비교적 효과가 있습니다. 하지만 그 외의 암에서는 그다지 좋은 효과를 기대할 수 없습니다. 게다가 항암제는 원래 독극물로써 암세포뿐만 아니라 면역항체까지 죽이기 때문에 여러 가지 부작용을 유발시킵니다. 구토, 식욕저하, 탈모 등의 증상이 동반되기 때문에 항암 치료를 받는 환자는 이러한 부작용을 줄이는 약을 처방해서 먹기도 합니다. 따라서 특히 항암 치료는 암의 종류와 진행 정도, 성장 속도와 암 환자의 건강 상태, 심리 상태, 예상되는 부작용을 정확히 파악해 꼭 필요한 경우에만 시행해야 합니다.

현대의학으로 아직까지 암이 정복되지 않은 점을 감안해 3대 치료법만이 항상 최선의 선택은 아니라는 사실을 인지해야 합니다. 특히 위에서도 언급했듯이 항암 치료가 만병통치약은 아니라는 사실은 더욱 그러합니다. 사람들은 암에 걸리면 으레 항암 치료를 받아야 하고,

받으면 낫는다고 착각합니다. 하지만 200여 가지의 각양각색 암을 모두 낫게 하는 항암제는 없다고 보는 것이 맞습니다. 또한 항암 치료는 몇 가지 종류 외에 다른 암들을 고칠 수 있는 확률이 실질적으로 10%도 안 됩니다. 심지어 항암 치료는 멀쩡한 사람의 몸에 독극물을 넣어서 수명을 단축시키는 행위라는 지적도 있습니다. 항암 치료를 받아도 회복되지 않던 환자가 병원에서 치료하기를 포기했을 때에야 비로소 몸이 회복하기 시작한 경우가 있는 것을 보더라도 이 주장이 상당히 일리가 있다는 것을 알 수 있습니다.

하지만 그렇다고 무조건 3대 치료법을 멀리해서도 안 됩니다. 어느 한 가지 방법만 맹신하고 불신하기보다는 3대 치료법과 면역요법, 대체요법, 보완요법 등 모든 가능성을 열어놓고 환자의 상황에 맞게 활용해야 합니다. 또 물리적인 치료 외에 정신적인 치료와 영적인 치료도 반드시 병행하는 것이 좋습니다.

3대 치료법에 대한 내용은 《암은 낫는다 고칠 수 있다》기준성 외, 《항암제로 살해당하다抗ガン剤で殺される》후나세 순스케船瀬俊介에 나와 자세히 나와 있습니다.

여동생 같은 경우에는 3대 치료법과 다른 방법을 놓고 고민할 겨를도 없었습니다. 담관암은 발생률 2% 미만에 보통 나이 든 남성에게만 나타나는, 게다가 치료약은 물론 발생 원인조차 제대로 밝히기 힘든 병이기 때문이었습니다. 그리고 암이 발견됐을 때는 암세포가 이미 간과 주변 장기까지 퍼진 4기였습니다.

여동생은 증명되지 않은 약으로 임상시험 치료를 해보겠느냐는 의사의 제안을 거절했습니다. 그러고는 면역세포가 죽는 부작용이 따르는 방법 대신 면역세포를 활성화시키는 방법을 선택했습니다. 치료 방법 때문인지는 몰라도 여동생은 암을 치유하는 6개월 동안 어떠한 부작용도 경험하지 않고 정상인처럼 살았습니다. 그 사실에 아직도 감사드립니다.

> 그의 마음의 소원을 들어주셨으며 그의 입술의 요구를 거절
> 하지 아니하셨나이다
>
> … **시편 21편 2절**

 ## 3대 치료법을 받는 암 환자의 심리 상태

Q22 3대 치료법을 받는 암 환자의 심리 상태는 어떨까요?

A22 3대 치료법을 받기로 한 환자는 치료를 시작했을 때 생기게 될 신체와 일상생활의 변화에 대해 두려움을 느낍니다. 또한 어느 누구도 자신의 고통을 대신할 수 없다는 생각에 외로움을 느낄 수 있으므로 더 많은 사랑과 관심을 가져주어야 합니다.

암 환자는 3대 치료법을 앞두고 자신이 암 환자라는 것에 대해 실감

합니다. 그러면서 만감이 교차할 것입니다. 특히 방사선치료와 항암 치료를 받을 경우에는 머리카락이 빠지거나 체중이 급격히 감소하는 등의 신체적 변화 때문에 우울해 할 수도 있습니다. 또한 치료 일정에 맞춰서 생활 패턴이 변할 경우 일상생활을 하지 못하는 것에 대한 상실감이 클 수 있습니다.

하지만 효과적인 치료를 위해서는 무엇보다도 환자의 정서적 안정이 중요합니다. 따라서 환자가 암 치유에 대한 막연한 두려움으로 많이 힘들어 할 경우에는 심리 상담 및 암을 치유해본 경험자에게 조언을 요청하는 것이 좋습니다. 또 친구 혹은 다른 암 환자, 종교인 등 지속적으로 자신의 속내를 표현하고 대화를 할 수 있는 사람과 함께 하는 것도 환자에게 힘이 됩니다. 이때 무엇보다도 암 치유를 잘 해내기 위해서 환자에게 필요한 것은 가족들의 사랑입니다. 따라서 가족들은 예민해져 신경질을 부리거나 민감하게 반응할 수 있는 환자를 사랑하는 마음으로 이해하려고 노력해야 합니다. 대신 그 수위가 심해지면 환자가 마음을 다잡고 성숙한 모습으로 암을 치유하는 데 임할 수 있도록 타이를 줄도 알아야 합니다.

그런데 환자의 가족도 환자와 똑같이 불안감과 두려움 때문에 우울 증상을 보기도 합니다. 가족이 불안해 하는 것은 이상하거나 부끄러운 일이 아닙니다. 당연히 있을 수 있는 일이므로 힘들다면 주위 사람들에게 도움을 요청해야 합니다. 그리고 환자와 가족은 누구보다도 암을 잘 이겨낼 수 있을 거라는 믿음으로 서로를 격려해주는 것이 좋습니다.

> 하나님께서 어디로 인도하시는지 알 수 없을 때에도 모든
> 것을 맡기고 어둠 속을 즐겁게 걸어가라.
> … 길버트 키스 체스터턴Gilbert Keith Chaesterton

호스피스완화의료 서비스에 대해 알아보기 위해 사랑의교회의 호스피스완화의료 서비스 교육에 참관한 적이 있습니다. 그런데 가슴에 와 닿았던 것은 강사님 또한 암을 치유하는 중이라는 사실이었습니다. 강사님은 자신이 암에 걸리기 전에는 몰랐던 암 환자들의 심리에 대해서 이야기했습니다.

> "방사선치료를 하러 큰 방에 쇳덩이만 덩그러니 있는 곳에 혼자 들어갈 때 너무 두려웠어요. 그리고 옷을 모두 벗어야 한다는 사실에 수치심도 느껴졌습니다. 특히 고철 위에 누울 때의 그 차가운 느낌이 무엇보다도 끔찍했습니다. 저도 암에 걸리기 전까지는 상상도 하지 못한 암담함이었습니다. 호스피스완화의료 서비스 봉사를 한다고 하더라도 암 환자를 쉽게 이해할 수 있다고 섣불리 생각해서는 안 됩니다."

암을 치유하는 중인 강사님의 말씀을 들으며 문득 하나님께서 암 환자들의 마음을 만지길 원하신다는 것을 느꼈습니다. 여동생은 어떠한 치료도 받지 않았기에, 또 제가 암 환자가 아니기에 미처 깨닫지 못한 부분을 하나님께서는 이 강사님을 통해서 알 수 있게 하신 것입니다.

이 강사님으로부터 이야기를 듣고 싶다면 암 환자들이 쉴 수 있는 문화 공간 선릉역 '사랑의 쉼터'에 문의하면 됩니다. 워낙 선하신 데다가 당신께서도 암을 치유하시는 중이라 환자의 마음을 누구보다도 잘 이해해주실 것입니다.

> 네 짐을 여호와께 맡겨버리라 너를 붙드시고 외인의 요동함
> 을 영영히 허락하지 아니하시리로다
>
> ··· 시편 55장 22절

 ## 대체요법과 보완요법

Q23 대체요법과 보완요법은 무엇인가요?

A23 대체요법은 3대 치료법을 대신해 사용하는 치료를 말하고, 보완치료는 3대 치료법과 함께 병행되어 보완적인 역할을 하는 치료를 말합니다.

암을 치료하기 위해 가능한 모든 방법을 써보려 하는 것은 누구에게나 당연한 일입니다. 특히 받고 있는 치료법에 큰 효과가 없어 보이

면 더욱 지푸라기라도 잡는 심정으로 대체요법이나 보완요법으로 눈을 돌리게 됩니다.

대체요법이나 보완요법으로 효과를 얻었다는 암 환자들은 쉽게 찾아볼 수 있습니다. 버클리에 소재한 캘리포니아대학의 의학물리학 및 생리학 교수인 하딘 죠운즈 박사의 말을 그 예로 들 수 있습니다. 그는 1980년대에 미국암협회위원회 석상에서 "표준 치료를 받지 않은 암 환자들이 표준 치료를 받은 암 환자들보다 최고 네 배나 더 오래 생존했다"고 발표했습니다. 표준 치료법을 받은 암 환자가 평균 3년밖에 살지 못했던 반면 표준 치료법을 거부한 암 환자들은 평균 12.5년을 살았던 것입니다.

연세대 원주의대 김춘배 교수가 2007년 전국 16개 병원의 암 환자 1천 명 이상을 대상으로 조사한 결과에 의하면 84%가 대체요법 경험을 가지고 있다고 합니다. 심지어 그중 69%는 의사와 상담도 없이 대체요법이나 보완요법을 이용하고 있었습니다. 또한 보건복지부에서도 국내 암 환자들이 대체 또는 보완요법에 평균 202만 원의 비용을 지출하고 있다고 전했습니다. 이는 평균 의료비용의 31.1%나 차지합니다. 이와 같은 조사 결과를 보면 암 환자들의 치료에 대체 또는 보완요법이 차지하는 비율이 상당하다는 것을 알 수 있습니다.

그러나 현대의학이 암을 완전히 정복하지 못한 것과 마찬가지로 대체·보완요법에도 뚜렷하게 증명된 무언가가 있는 것은 아닙니다. 명확한 안내가 부족해 피해가 발생해도 속수무책일 수밖에 없기도 합니다. 따라서 대체요법이나 보완요법을 받을 때는 출처가 믿을 만한지 확인해야 합니다. 학회에 임의로 발표됐다거나 자체 연구로 효과가 입증됐다는 식의 광고에 현혹되면 안 됩니다. 또 대체요법과 보완요법을 결정했더라도 현재 진행 중인 표준 치료를 임의로 그만두지 말고 의사와 상담해서 병행해야 합니다.

너희가 내 안에 거하고 내 말이 너희 안에 거하면 무엇이든지 원하는 대로 구하라 그리하면 이루리라

··· 요한복음 15장 7절

표준 치료법과 임상시험 치료

Q24 **표준 치료법과 임상시험 치료는 무엇인가요?**

A24 표준 치료법은 진단 받은 암을 치료하는 데 가장 적절하다고 여겨지는 치료법입니다. 3대 치료법인 수술, 방사선치료, 항암 치료 등이 이에 속합니다. 그런데 암의 종류는 200여 가지나 되며 일부 암을 제외한 상당수의 암은 아직 정복되지 않았습니다. 즉, 몇 가지 대표적인 암을 제외하고는 확실한 치료제가 없는 상황입니다. 이때 증명되지는 않았지만 치료 가능성이 있을지도 모른다는 전제 하에 새롭게 개발된 항암제를 투여하는 방법이 임상시험 치료입니다.

표준 치료법은 일반적으로 의사들이 제안합니다. 환자와 가족은 의사의 말을 마치 암을 치유하기 위한 절대적 방법이자 신의 계시처럼 여기기 쉽습니다. 하지만 의사들이 제안하는 치료법은 대부분 물리적 치료에 국한된다는 것뿐만 아니라 아직 암을 정복하지 못했다는 사실도 인지해야 합니다. 그리고 의사의 말을 아무런 생각 없이 받아들이기보다는 더 좋은 치료법이 있지는 않는지 상의해보면서 자신에게 적합한 최선의 치료법을 선택하는 것이 좋습니다.

임상시험 치료는 아직 정복되지 않은 병의 치료약을 발견하는 데 기여한다고 볼 수도 있습니다. 하지만 새로운 약을 투여 받는다는 것은 아직 증명되지도 않은 약을 받는 것이라는 사실을 명확히 알아야 합니다. 즉, 새로운 약을 쓴다고 암이 반드시 낫는 것은 아니며, 더 나쁜 경우에는 부작용이 생길 수도 있습니다. 치유될 확률은 지극히 희박한 쪽에 속합니다. 임상시험 치료의 효과가 없거나 부작용이 심하다면 바로 치료를 그만두고 면역세포를 살리는 방향의 치료법을 알아보는 것이 좋습니다.

여동생은 담관암 4기와 함께 이미 간 전체에 암세포가 퍼져 있다는 진단을 받았습니다. 만약 1, 2기였다면 우리 가족도 현대의학에 의지하고자 했을 것입니다. 하지만 4기였기에 사람이 아닌 하나님께 맡기는 것이 낫겠다는 판단을 했습니다. 그래서 6개월 동안 항암 치료의 부작용을 견디면서 근근이 사는 것 대신 건강식과 운동, 신앙으로 면역세포를 살리는 것을 선택했습니다.

지금 여동생은 하늘나라에 있지만 우리 가족은 이 선택을 후회하지 않습니다. 여동생이 하나님께 자신을 온전히 맡겼기에 6개월 내내 기쁘게 투병할 수 있었을 것이라 생각합니다. 하나님께서 허락하신 6개월은 여동생과 우리 가족이 함께 할 수 있었던 은혜의 시간이었습니다.

내가 너를 치료하여 네 상처를 낫게 하리라

… 예레미아 30장 17절

 건강보조식품 제대로 이해하기

Q25 건강보조식품을 꼭 먹어야 할까요?

A25 건강보조식품은 암을 고치는 약이 아닌, 몸에 필요한 영양소를 공급하는 식품의 일부라고 이해해야 합니다. 암을 고치는 약인 것처럼 선전하는 많은 건강보조식품들은 실제로 동물들을 대상으로 임상 실험을 한 것입니다. 사람의 암 치료에 효과가 있다고 과학적으로 검증된 건강보조식품은 현재로서는 없습니다.

서점의 암 책 코너에 가면 암을 고치는 식품에 관련된 책들이 즐비합니다. 그래서 암 환자와 가족은 암 치유 기간 동안 건강보조식품을 먹을 것인가, 먹지 않을 것인가 하는 문제로 고민을 합니다. 돈만 많았더라면 이런 고민은 하지 않고 바로 샀을 텐데, 라는 생각도 듭니다. 암 환자는 마치 건강보조식품을 안 먹으면 암이 낫지 않을 것 같은 불안감을 갖거나, 가족은 건강보조식품을 사주지 않은 것에 대한 죄책감을 느끼기도 합니다.

하지만 건강보조식품이 정말로 암 치유에 도움이 되는지, 부작용은 없는지 제대로 알아야 합니다. 우선 건강보조식품은 이름 그대로 암을 낫게 하는 약이 아닌, 단지 건강을 보조하는 '식품'일 뿐입니다. 더욱이 마치 암을 치료하는 것처럼 과대광고를 하며 판매되는 건강보조식품이나 그 원료들은 실제로 사람의 암을 고쳤다는 명확한 결과를 가지고 있지 않습니다. 만약 정말로 암을 치유할 수 있는 건강보조식품이 있다면 그 건강보조식품 회사는 임상실험으로 검증 받아 자신들의 제품을 전 세계에 보급했을 것입니다. 그리고 의사들이 먼저 그 식품을 약으로 처방했겠지요. 하지만 그런 일은 여태껏 일어나지 않았습니다. 따라서 치료를 받거나 약을 먹는 대신 건강보조식품만을 먹는 것은 어리석은 일입니다.

구체적으로 이야기해보면 건강보조식품 판매업자들이 해외 연구 결과를 근거로 제시하기도 하지만 사실 그들이 말하는 실험은 사람이 아닌 동물 대상의 실험입니다. 동물들을 대상으로 한 실험에서는 효과가 있었을지라도 사람을 대상으로 할 때는 더욱 복잡하므로 정말로 효과가 있는지 명확하지 않습니다. 또한 부작용 등의 위험이 있을 수도 있음에도 불구하고 그에 대한 경고도 없이 마치 사람의 암을 고칠 수 있는 것처럼 과대광고를 하고 있습니다.

　미국의 보완대체의학위원회NCCAM에서도 보조식품에 대한 많은 연구를 해오고 있지만 아직 이렇다고 말할 암 치유 효과를 증명해낸 것이 없습니다. 또한 실제로 건강보조식품을 구매해서 먹은 사람들을 대상으로 설문조사를 한 연세대학교병원에 의하면 '피로감이 덜하다'는 답은 20.6%, '불안감이 덜하다'는 답은 23.5%로 소수였고 '차이가 없다'는 답은 42.6%로 상당수였습니다.

　하지만 위와 같은 사실을 전혀 모른 채 의사 몰래 건강보조식품을 먹는 환자도 있습니다. 이런 행위는 매우 위험합니다. 항암 치료 등을 진행할 때 건강보조식품이 오히려 치료 효과를 떨어뜨리거나 방해하는 경우도 있기 때문입니다. 실제로 진행 중이던 치료를 중단해야 하는 경우도 있었습니다. 따라서 건강보조식품을 먹고자 할 때는 반드시 의사에게 어떤 종류의 건강보조식품을 먹으려고 하는지 정확히 알리고 먹어도 괜찮은지 상담을 받은 후에 먹어야 합니다.

　다시 한 번 강조하지만 건강보조식품은 음식을 섭취하지 못해 부족한 영양소를 공급하거나 피로감 회복 등의 보조 수단으로는 활용해야지, 암의 치료약으로 오용해서는 안 됩니다. 가장 좋은 것은 건강보조식품보다 '골고루 음식을 섭취하는 것'이란 사실을 잊지 말아야 합니다. 또한 암은 현대의학으로도, 대체의학으로도, 건강보조식품으로도 아직 정복되지 않은 상황인 것을 명확하게 이해하는 편이 오히려 건강보조식품을 먹지 않고도 마음을 편하게 가질 수 있는 근거가 될 것입니다.

만약 건강보조식품을 구매하려고 마음먹었다면 다음과 같은 사항들을 잘 알아보세요.

1. **허위광고나 과대광고 주의** 기능성을 지나치게 장담하거나 질병을 치료 또는 예방할 수 있다고 주장하는 표시나 광고 문구를 주의하세요.

2. **건강기능식품이라는 표시 확인** 식품의약품안전처에서 인정하고 신고된 제품에만 제품 포장에 '건강기능식품'이라는 표시가 있습니다.

3. **영양과 기능정보 확인** 내가 원하는 식품인지 영양과 기능 정보를 보고 꼭 확인하세요.

4. **제품 섭취방법 확인** 건강기능식품은 일반식품과 달리 섭취량과 섭취방법이 정해져 있으므로 반드시 확인해야 합니다. 건강기능식품이니 무조건 좋다고 생각해 정해진 섭취량보다 많이 섭취하면 오히려 부작용이 나타날 수 있습니다.

5. **유통기한 확인** 유통기한이 충분히 남았는지 반드시 확인하세요.

내가 주는 물을 마시는 자는 영원히 목마르지 아니하리니, 내가 주는 물은 그 속에서 영생하도록 솟아나는 샘물이 되리라

··· 요한복음 4장 13~14절

올바른 치료법 선택 방법

Q26 어떤 치료법이 가장 올바를까요?

A26 지성에만 국한되는 치료가 아닌 감성 치료, 영성 치료가 함께 실시되는 전인격적 치료입니다.

전인격적인 치료란 사람을 육체적인 존재로만 보지 않고 정신과 영혼을 가지고 있는 존재로 인정해 치료하는 방법입니다. 암을 완전히 치유하기 위해서는 반드시 전인격적 치료를 시행해야 합니다. 하지만 오늘날 의학계에서는 아직도 물리적 치료만을 실시하고 있습니다. 물리적 치료의 대표 방법인 수술은 장기에 칼을 대서 오히려 암세포가 번지게 하기도 합니다. 방사선치료는 정상세포를 죽이고 유전자를 변형시킬 수 있습니다. 항암 치료는 화학 항암제로 암세포를 죽이려다가 정상세포까지 죽여서 면역력을 낮추기도 합니다. 이러한 많은 부작용이 있음에도 불구하고 많은 사람들은 물리적 치료에만 매달립니다.

그런데 현대의학도 포기한 암 4기의 사람들이 감성 치료와 영성 치료를 통해 회생하는 경우가 있습니다. 물론 1기 또는 2기일 때는 현대의학으로 재빠르게 암을 제거하는 것이 좋습니다. 하지만 육체뿐만 아니라 마음까지도 포함한 완전한 회복을 위해서는 물리적 치료와 함께 감성 치료, 영성 치료를 병행해야 합니다. 감성 치료와 영성 치료를 부수적인 치료의 개념으로 생각해서는 안 됩니다. 이 두 치료는 물리적 치료와 함께 이루어져야 하는 필수 요소입니다.

열 번의 암 재발에도 불구하고 열 번 모두 수술에 성공해서 11기를 살아가고 있는 이희대 암전문의는 "인간에게는 4기까지만 있지만 하나님께는 5기가 있다"고 말합니다. 만약 내가 암 4기라 하더라도 포기하면 안 됩니다. 기적은 암 병기와 상관없이 일어나기 때문입니다.

사람의 속에는 영이 있고, 전능자의 숨결이 사람에게 깨달음을 주시니 어른이라고 지혜롭거나 노인이라고 정의를 깨닫는 것이 아니니라

··· 욥기 32장 8~9절

암 치유를 위한 마음가짐에 관하여 알아보기

 긍정적인 마음가짐

Q27 **암 치유를 위해 가져야 할 마음가짐은 무엇입니까?**

A27 두려워하는 마음을 제거하는 것입니다.

뇌에 관해 밝혀진 놀라운 사실 중 하나는 우리가 인지하고 있는 것들이 진실이 아닌 경우가 많다는 것입니다. 인간은 논리적이고 이성적이라는 일반적인 생각과 달리 이성보다는 감성에 영향을 많이 받는 감성적 동물이라는 것이 그 예입니다. 그럼에도 불구하고 인간은 어떤 상황에서 자신이 느끼는 '감정'을 '생각'이라 여기고 '생각'을 그 상황의 '사실'이라고 믿습니다.

예를 들어 다른 사람이 자신과 있을 때 표정이 좋지 않으면 우리는 그 사람이 자신과 있는 것이 불편한가 보다고 느낍니다. 그러고는 그 사람이 자신을 싫어하기 때문에 불편해 하는 것이라고 생각합니다. 그 사람이 정말 자신을 싫어해서인지, 아니면 몸이 좋지 않아서 등의 다른 문제 때문인지 알 수 없음에도 불구하고 말입니다. 여기서 중요한 것은 자신이 단정 지은 '사실'이 '진실'이냐는 것입니다. 아마 아닌 경우가 더 많을 것입니다. 이처럼 자신이 느끼고 생각하고 인지하고 있는 것이 '진실'이 아닐 수 있다는 것을 알면 어려움 또는 두려움을 극복할 수 있습니다.

암에 걸렸을 때 가장 먼저 느끼는 감정은 두려움입니다. 여기에는 고통에 대한 두려움, 구토, 체중 감소, 탈모 같은 육체적 변화, 사랑하는 사람들과의 이별, 사후 세계에 대한 무지에서 오는 두려움 등이 있습니다. 그중에서도 사람들이 암을 두려워하는 가장 큰 이유는 두 가지 때문입니다.

첫째는 고통에 대한 두려움입니다. 하지만 고통이나 통증은 진통제로 충분히 다스릴 수 있습니다. 보통 진통제에는 마약성이 없는 성분을 사용합니다. 따라서 중독될까 봐 진통제를 사용하지 않고 통증을 참는 것은 어리석은 일입니다. 통증이 있을 때는 참지 말고 의사와 상담해서 적절한 처방을 받아야 합니다.

둘째는 죽음의 무지에서 오는 두려움입니다.

내가 그들에게 영생을 주노니 영원히 멸망하지 아니할 것이
요 또 그들을 내 손에서 빼앗을 자가 없느니라

··· 요한복음 10장 28절

성경에 의하면 하나님께서는 인간을 흙으로 만드시고는 다시 코에 생기를 불어넣어주심으로써 살아나게 하셨다고 합니다. 또 인간의 육체는 흙으로 만들어져서 흙으로 돌아가리라고 명확하게 적혀 있습니다. 이렇듯 인간은 하나님께서 주신 영혼이 있는 영적인 존재입니다. 인간이 죽으면 몸은 땅으로 돌아가고 영혼은 천국 또는 지옥에 갑니다.

하나님께서 허락하신 천국에 가는 유일한 방법은 예수그리스도가 십자가에 못 박혀서 우리 죄의 대가를 치른 것을 믿는 것입니다. 이것을 믿을 때 죽음은 이 세상의 끝이 아니라 하나님 나라에서의 새로운 영생의 시작이 됩니다. 마치 태아가 이 세상에 태어나기 위해 엄마 뱃속에서 10개월 동안 있는 것처럼 우리도 이 세상을 마칠 때 하나님 나라에서 새롭게 탄생하는 것입니다. 따라서 죽음을 두려워하지 않아도 됩니다.

내일 일을 위하여 염려하지 말라. 내일 일은 내일 염려할 것
이요 한 날 괴로움은 그날에 족하니라

··· 마태복음 6장 34절

암세포를 동역자로 여기기

Q28 내 몸 안에 암세포가 있다는 것이 불안합니다. 불안을 어떻게 없앨 수 있을까요?

A28 몸 안에 암세포가 있다고 해서 사람이 꼭 죽는 것은 아닙니다. 면역세포를 활성화시켜서 암세포를 더 이상 퍼지지 않게 하고 가만히 있게 만들면 그것을 제거하지 않아도 생명에 지장이 없습니다. 암세포를 두려워하는 대신 가만히만 있어달라고 달래며 동역자로 여겨야 합니다.

암세포와 암세포를 죽이는 면역세포들 간에는 주목할 만한 특성이 있습니다. 면역세포는 활성화되면 암세포를 공격하는데, 이때 암세포들은 공격을 받지 않기 위해 쥐 죽은 듯 가만히 있는다는 사실입니다. 암세포를 직접 공격하는 수술, 방사선치료, 항암 치료를 하기 전에 면역세포를 고려해야 하는 이유가 바로 여기에 있습니다.

현대의학에서 제시하는 치료법은 보이는 암세포를 제거할 수는 있지만 암세포의 근본적인 발생 원인을 제거할 수 있는 방법은 아닙니다. 암세포를 진정으로 물리치기 위해서는 면역세포를 살려야 합니다. 이때 면역세포가 활성화되어 암세포가 성장을 멈추면 그것이 몸 안에 존재한다고 하더라도 인간은 죽지 않습니다. 따라서 암세포를 공격해야 할 적으로만 여기는 대신 지금 그대로 가만히만 있으라고 달래며 동반자로 여기는 것이 오히려 지혜일 수 있습니다.

암을 치유하는 동안 내 몸 안에 암세포가 있다는 사실만으로 지나치게 불안해 하거나 두려워할 필요가 없는 것입니다.

> 그가 너를 위하여 그의 천사들을 명령하사 네 모든 길에서 너
> 를 지키게 하심이라
>
> ⋯ 시편 91편 11절

암을 이기는
면역체계에
관하여
알아보기

 자연치유제, 면역세포

Q29 **면역세포는 암 치유와 구체적으로 어떤 관계가 있나요?**

A29 면역세포는 인체 내에 외부 이물질이 들어왔을 때 그것을 공격해 건강을 유지하게 해주는 세포입니다. 면역세포를 활성화시켜서 암세포를 공격하게 하는 것이 암세포의 근원까지 없애는 가장 확실한 방법입니다.

서양 의학의 아버지 히포크라테스Hippocrates는 "인간의 몸 안에 있는 '면역'이 최고 의사이자 치료제"라고 했습니다. 또한 어느 누구도 자신의 혈당이 높으니 혈당을 좀 낮춰야겠다고 결심한 후 혈당을 조절하지는 않습니다. 우리 몸 안의 호르몬들이 적절히 분비되어 자동으로 조절되는 것입니다. '자연치유력'을 의미하는 이 면역은 최고의 항암제입니다. 면역세포의 종류에는 백혈구, NK세포, T림프구, B림프구 등이 있습니다.

그런데 암에 관한 정보를 수집하며 놀라운 사실을 알게 되었습니다. 누구나 몸속에 암세포를 가지고 있다는 것입니다. 인간의 몸은 100조 개의 세포로 이루어져 있습니다. 그중 매일 230억 개가 죽고 새로 만들어지는데, 이때 발생하는 약 10~20억 개의 돌연변이 세포가 바로 암세포입니다. 매일 생기는 암세포를 면역세포가 죽이기 때문에 일반 사람들에게 암이 발생하지 않는 것입니다. 즉, 발암물질이 세균처럼 몸 안에 들어와 암이 생기는 것이 아니라 우리 몸속의 면역세포들이 항상 죽여 왔던 암세포를 더 이상 죽이지 못하게 되었을 때 암에 걸리는 것입니다.

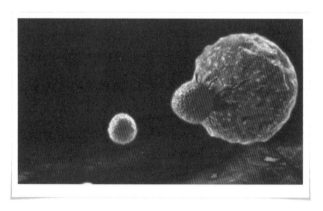

면역세포가 종양세포를 공격하는 모습

면역치료는 현대의학이 눈에 보이는 암세포를 제거하는 증상 치료에 역점을 두고 있는 것과 달리 면역세포를 통해 암세포를 근본적으로 제거하는 원인 치료에 중점을 두고 있습니다. 그런데 면역세포를 활성화시키는 데 있어서는 정신적인 요소도 중요합니다. 암 환자의 살고자 하는 욕망은 면역세포들을 활발히 활동하게 해서 생존율을 높이기 때문입니다. 반면에 스스로 '치료해봤자 아무 소용없을 거야'라고 생각하면 몸속의 면역세포들은 더 이상 암세포를 죽이지 않습니다. 이때 암이 발생하기 쉬운 것입니다. 면역세포를 활성화시키기 위해서는 건강한 생활습관과 긍정적인 생각이 필요합니다.

면역요법은 3대 치료법에 의해 면역세포가 파괴되기 전인 치료 초기 때부터 실시하는 것이 좋습니다. 만약 이미 현대의학 치료를 실행했다 하더라도 바로 면역요법을 실시해 망가진 면역세포를 회복시키는 데 중점을 두어야 합니다. 앞에서도 언급했듯 수술 후에도 남아 있을 암세포를 제거하기 위해 방사선치료나 항암 치료를 실시하면 면역세포까지 파괴되기 쉽습니다. 따라서 수술 후에는 방사선치료나 항암 치료 대신 면역세포를 활성화시켜 잔여 암세포를 제거하는 면역요법을 사용해야 합니다.

어느 누구도 자신의 혈당을 체내에서 스스로 조절하지 않습니다. 어느 누구도 자신의 체온이 높아졌으니 땀을 배출해야겠다고 결심해서 땀을 흘리지는 않습니다. 마찬가지로 어느 누구도 몸에 병균이 들어왔을 때 백혈구로 하여금 병균을 공격하게 해야겠다고 결심하지는 않습니다. 우리는 자신의 몸에 대해 다 알지 못하지만 우리를 창조하신 하나님께서는 우리가 잘 살아갈 수 있도록 사람의 인체를 설계하셨고 그것이 지금도 작동할 수 있게 하십니다.

때로 우리는 '하나님께서 나를 잊으신 것은 아닐까?' 또는 '나를 아시기나 할까?' 하고 생각할 때가 있습니다. 혹 내가 하나님을 알지 못하거나 잠시 잊었을지라도 내 몸의 세포들이 숨 쉬고 있다면 그것은 그 순간에도 하나님께서는 나를 잊지 않으셨다는 증거입니다. 그래서 저는 매일 아침 눈을 뜨고 호흡한다는 것만으로도 하나님께서 나를 잊지 않으시고 사랑하신다는 것에 감사하며 하루를 시작합니다. 면역세포는 하나님께서 인간에게 주신 자연항암제라는 사실을 잊지 않으면서 말입니다.

너희에게는 심지어 머리털까지도 다 세신 바 되었나니 두려워하지 말라 너희는 많은 참새보다 더 귀하니라

··· 누가복음 12장 7절

 해외 자연 치료 사례

Q30 국내에서는 현대의학법이 큰 영향력을 행사하고 있는데 해외에서는 어떤가요?

A30 국내와 달리 해외에서는 현대의학의 한계를 인정하면서 자연의학에

대한 수요가 상당해졌고 연구도 증가되고 있습니다.

국내에서는 보통 암 치유법으로 현대의학의 3대 치료법을 제시하고 있습니다. 또한 대부분의 의료인들이 비과학적이라는 이유로 자연요법을 의료행위로 인정하지 않고 있습니다. 의과대학에서도 자연 치료에 대한 교육을 하지 않고 있는 상황이어서 의대생들 역시 자연 치료에 대한 지식이 없는 경우가 상당합니다.

하지만 해외에서는 현대의학의 한계를 인식하면서 자연의학인 자연요법을 이용하는 사람들이 늘어나고 있습니다. 해외의 자연 치료에 관한 내용은 이상헌의 저서 《암, 자신이 못 고치면 누구도 못 고친다》를 보면 보다 자세하게 알 수 있습니다.

미국 미국 국립보건원NIH에 의하면 1998년 전체 암 환자의 절반 이상이 자연의학을 이용했다고 합니다. 당시에 지출한 비용이 270억 달러(약40조 원)에 달합니다. 또한 매년 자연의학에 쓰는 돈도 20%씩 증가하고 있습니다. 최근에 들어서는 하버드대를 비롯한 50여 개의 대학에서 자연의학을 정식 과목으로 채택했으며 의대생 열 명 중 여덟 명이 자연의학을 배우고 있습니다.

일본 암을 치료할 때 현대의학과 자연요법의 비율을 30 대 70으로 하고 있습니다. 또한 운지버섯 추출물 같은 일부 자연식품의 사용에 의료혜택도 부여하고 있습니다.

독일 약 2만 명의 자연의학 의사들이 활동하고 있습니다. 또 2002년 한 해에 자연의학에 지출한 의료비가 30억 유로(약4조 원)에 달합니다. 무엇보다도 이미 오래 전부터 현대의학과 자연의학을 겸하고 있는 '통합의료병원'을 운영하고 있기도 합니다.

그런데 해외에서 자연 치료가 보편화되었다는 이유만으로 국내에서도 무작정 시작해야 한다고는 말할 수 없습니다. 아직 자연 치료가 체계화되어 있지 않고 그에 대한 지식도 부족한 실정이기 때문입니다. 또한 자연요법을 빙자한 거짓 정보들이 난무하고 있기 때문에 더욱 신중해야 합니다. 따라서 한 가지 치료법에만 맹목적으로 매달리지 않는 것이 중요합니다. 올바른 정보를 바탕으로 현대의학과 자연의학을 모두 고려해 자신에게 가장 유용한 치료법을 선택해야 합니다.

수고하고 무거운 짐 진 자들아 다 내게로 오라 내가 너희를 쉬게 하리라

… 마태복음 11장 28절

암의 재발과
재발 방지에
관하여
알아보기

 5년 생존율

Q31 | 5년 생존율이 무엇인가요?

A31 | 5년 생존율이란 의학치료를 통해 완치 판정을 받은 후 5년 동안 살아 있는 암 환자들의 확률입니다. 그런데 5년 생존율의 높고 낮음은 모집단의 평균을 나타낼 뿐이므로 생존율은 개개인마다 차이가 있을 수 있습니다.

현재 의학계에서는 완치 후 생존 기간을 판단하는 기준으로 5년 생존율을 사용하고 있습니다. 암 완치를 진단받은 환자가 그 후 5년 동안 생존하는 비율을 5년 생존율이라고 합니다. 5년 생존율이 높은 병이면 완치된 후 5년 동안 살아 있을 확률이 높고 예후가 좋다고 합니다. 반면 5

년 생존율이 낮은 병이면 완치가 되더라도 5년 안에 사망할 확률이 높고 예후가 나쁘다고 합니다. 하지만 5년 생존율은 모집단의 평균이므로 그것의 높고 낮음에 지나치게 연연해 할 필요는 없습니다.

자신의 노력과 의지에 따라서 얼마든지 5년보다 길게 살 수 있다는 것을 잊지 말아야 합니다. 하지만 동시에 5년 생존율은 완치된 후 5년 동안 생존하는 확률이지 평생 생존율이 아니라는 사실도 잊지 말아야 합니다. 5년 동안 아무 문제없이 살았다 하더라도 암의 잔재가 남아 있거나 개선되지 않은 체내 환경에 언제 다시 암이 발병할지 모르기 때문입니다. 따라서 암의 재발을 방지하기 위해서는 면역세포가 활발히 활동할 수 있는 체내 환경을 만드는 것이 중요합니다.

내가 새벽 날개를 치며, 바다 끝에 가서 거주할지라도 거기서도 주의 손이 나를 인도하시며 주의 오른손이 나를 붙드시리이다

··· 시편 39장 9~10절

재발률과 암 동면 상태 이해하기
Q32 암이 재발하는 이유와 재발 방지 방법은 무엇인가요?
A32 암이 재발하는 이유는 근원 치료가 이루어지지 않았기 때문입니다. 암의 재발을 막기 위해서는 눈에 보이는 암세포를 제거하는 증상 치료가 아닌

많은 암 환자들이 완치 판정을 받았는데도 여전히 재발에 대한 두려움을 안고 살아갑니다. 그렇다면 암이 재발하는 이유는 무엇일까요? 그것은 암세포가 눈에 보이는지의 여부만으로 완치 판정을 내리기 때문입니다. 암 재발을 방지하기 위해서는 암의 근본 원인을 없애는 면역세포를 회복시켜야 합니다.

그런데 우리가 재발에 대해 또 한 가지 알아야 할 중요한 개념이 있습니다. '암 동면 상태'입니다. 3대 치료법으로 암세포를 제거하려 할 경우 그것들은 공격을 받지 않기 위해 죽은 척하고 가만히 있는 동면 상태로 변합니다. 또한 항암제에 내성이 생긴 악질 암세포들은 여전히 남습니다. 암이 재발하면 더 강한 항암제를 사용해야 하는 이유가 이 때문입니다. 따라서 3대 치료법에만 의지하기보다는 면역세포를 회복시키는 데 중점을 두어야 합니다.

너희 안에서 착한 일을 시작하신 이가 그리스도 예수의 날까지 이루실 줄을 우리는 확신하노라

··· 빌립보서 1장 6절

암 치유에
도움이 되는
방법
알아보기

 음식

Q33 암 환자를 위한 음식에는 어떤 것이 있나요?

A33 원재료가 보이는 음식이 좋습니다. 또 그것을 기분 좋게 먹는 것도 중요합니다.

2010년 4월 연합뉴스 기사에 의하면 우리나라 암 환자의 세 명 중 두 명이 영양불량 상태에 있다고 합니다. 또 환자의 20%가 실제로 영양실조 때문에 사망한다고 합니다. 영양불량이 면역력을 떨어뜨리기 때문입니다. 환자의 체중이 6% 이상 줄어들면 면역력이 떨어지고 방사선과 항암제에 대한 부작용도 커집니다.

따라서 좋은 음식을 먹는 것이 중요합니다. 암 환자에게 좋은 음식은 원재료가 보이는 음식입니다. 모든 사람에게나 마찬가지겠지만 가공식품과 조미료가 많이 포함된 음식은 환자에게 특히 더 좋지 않습니다. 모든 찌개나 국의 국물은 멸치, 다시마, 표고버섯, 무를 끓여낸 것으로 하는 것이 좋습니다. 소스가 필요할 때는 만들어진 소스를 사는 것보다 무, 과일, 꿀, 깨, 현미식초, 레몬, 참기름, 올리브유 등을 사용해 직접 만드는 것이 좋습니다. 또 튀기는 것보다 굽기, 찌기, 끓이기의 조리법을 주로 사용해야 합니다.

그런데 환자가 심리적 불안정과 항암 치료 등으로 인한 메스꺼움, 구토, 식욕부진, 입맛 변화 등 때문에 식사를 어려워할 수 있습니다. 이때 소량의 음식을 여러 번에 나눠서 자주 먹게 하고 입으로 꼭꼭 씹어 삼키게 하면 부담이 덜해지는 데 도움이 됩니다. 또 아무리 환자가 음식을 먹기 힘들어 해도 예전부터 자신이 특별히 좋아했던 음식은 먹을 수 있을지도 모른다는 사실도 참고하는 것이 좋습니다.

'암 환자는 고기를 먹으면 안 된다' 등의 속설 때문에 혼란스러워 하고 스트레스를 받는 경우도 있습니다. 그런데 어떠한 의견만 명백히 옳다고는 말할 수 없습니다. 아무리 고기가 몸에 나쁘다 하더라도 단백질은 필요하기 때문에 살코기 위주로 고기를 먹는 것이 좋습니다. 고기 먹는 것이 꺼려진다면 두부나 콩을 통해 식물성 단백질을 섭취하는 것도 한 방법입니다.

특별히 주의할 점은 환자의 음식을 건강식으로 구성하되, 가족의 것과 지나치게 구별하지 않아야 한다는 것입니다. 환자가 소외감을 느낄 수도 있기 때문입니다.

우리 가족은 여동생이 즐겁게 식사할 수 있도록 집에서 음식을 만들어 먹을 때도 장식을 예쁘게 해서 먹는 즐거움을 배가시켰습니다. 또한 주말에는 외식을 하려고 노력했습니다. 식구 중에 암 환자가 있으면 음식에 제한이 있으므로 보통 외식이 쉽지 않다고 생각합니다. 하지만 조금만 신경 쓰면 충분히 외식을 즐길 수 있습니다. 우리 가족은 주로 여동생 건강에 좋은 음식을 골라 먹을 수 있는 한식 뷔페에서 외식을 했습니다.

예수께서 이르시되 내가 진실로 진실로 너희에게 이르노니 인자의 살을 먹지 아니하고 인자의 피를 마시지 아니하면 너희 속에 생명이 없느니라 내 살을 먹고 내 피를 마시는 자는 영생을 가졌고 마지막 날에 내가 그를 다시 살리리니, 내 살은 참된 양식이요 내 피는 참된 음료로다

··· 요한복음6장 53~55절

 운동

Q34 암 환자에게 운동이 왜 중요합니까?

A34 운동을 하면 산소가 공급되고 42도의 고열이 발생해서 암세포가 파괴됩니다.

독일의 세계적 암 연구자이자 노벨상을 탄 생화학자 오토 바르부르크Otto Heinrich Warburg는 암세포의 발생이 산소 부족에 있다고 말했습니다. 암세포는 저산소에서 세포분열이 활발하게 일어나는 특징을 가지고 있기 때문입니다. 따라서 산소를 충분히 공급해주어야 합니다. 또한 암세포는 42도의 고열에서는 파괴되기 때문에 몸의 온도를 42도 이상으로 높여주는 것이 좋습니다. 그래서 현대의학에서는 고주파(열)치료를 실시하기도 합니다.

이 두 가지를 모두 이행할 수 있는 방법이 등산입니다. 등산은 충분한 산소를 공급하게 하고 체온도 증가하게 합니다. 뿐만 아니라 자연스럽게 삼림욕으로 이어져 심리적인 안정까지 받습니다. 실제로 일본의 삼림청과 일본의대 등에서 발표한 연구 결과에 의하면 삼림욕을 하면 면역력이 52.6%나 증가한다고 합니다.

그런데 체력이 약해져 등산을 할 수 없을 경우에는 무리하기보다 산책이나 병원 계단 오르내리기 등의 간단한 운동이 좋습니다. 운동이라고 해서 꼭 거창해야 할 필요는 없습니다. 환자가 물리적 움직임을 할 수 있는 어떠한 활동도 좋습니다.

힘들어 하면서 억지로 하게 되면 오히려 역효과가 날 수 있습니다. 따라서 운동을 할 때는 즐거운 마음으로 해야 합니다. 환자가 운동을 꾸준히 할 수 있도록 함께해주고 지지해주세요.

　여동생은 게을러서 운동을 별로 좋아하지 않았습니다. 그러한 여동생을 운동시키기 위해 우리 가족은 대형 할인마트로 쇼핑을 자주 다녔습니다. 대형 할인마트의 온갖 코너를 모두 돌면서 자연스럽고 즐겁게 운동이 되게 했던 것입니다. 그리고 매일 저녁 놀이터에서 산책하는 시간도 가졌습니다. 그 시간은 우리 가족에게 좋은 추억으로 남아 있습니다.

 수면

Q35 몇 시쯤 잠을 자는 것이 좋을까요?

A35 세포의 재생이 이루어지는 밤 10시부터 새벽 2시 사이에 잠을 자는 것이 좋습니다.

　면역세포는 밤에 활발히 활동합니다. 새로운 세포를 만들고 손상된 세포를 없애 돌연변이가 생기는 것을 방지하는 과정이 우리가 잠을 잘 때 이루어지는 것입니다. 특히 가장 활발히 활동하는 시간은 새벽 1시부터 2시까지이므로 늦어도 밤 11시 이전에는 잠자리에 들 것을 권합니다.

　미국암학회ACS, 국제암연구소IARC를 비롯한 세계 유수의 의학연구 기구들의 보고서에 의하면 직간접적인 암 발생 원인의 20가지 중 하나가 교대 근무라고 합니다. 교대 근무를 하게 되면 밤을 새우는 일이 부지기수이기 때문입니다. 또 유방암에 걸린 젊은 여자들의 대부분은 늦게 자는 습관을 가지고 있었습니다. 이 두 가지 예는 면역세포가 가장 활발히 활동하는 밤 10시부터 새벽 2시 사이에는 잠들어 있어야 한다는 것에 신빙성을 부여합니다.

여동생은 6개월 중 4개월은 요양원, 2개월은 집에 있었습니다. 집에 있는 동안 그녀는 10시에 잠자리에 들기가 힘들었습니다. 밤늦게까지 아르바이트를 하고 돌아오는 셋째, 야근하는 저, 밤에 출근하는 개인택시 운전사인 아버지가 있었기 때문입니다. 다른 가정에도 이러한 경우가 있을 것이라 생각합니다. 하지만 이제부터라도 암 환자의 수면에 방해가 되는 요소들은 제거 또는 조절하도록 노력해야 합니다.

너희가 일찍이 일어나고 늦게 누우며 수고의 떡을 먹음이 헛되도다 그러므로 여호와께서 그의 사랑하시는 자에게는 잠을 주시는도다

··· 시편 127편 2절

물

Q36 물은 암 치유와 어떤 관계가 있나요?

A36 물은 몸속의 노폐물을 밖으로 빼내고 세포 곳곳에 산소를 공급합니다. 이렇게 몸에 좋은 물의 하루 섭취 권장량은 1.8리터입니다.

우리 몸의 70%를 차지하고 있는 물은 여러 가지 중요한 역할을 합니다. 몸속의 노폐물을 밖으로 빼주고 세포 곳곳에 산소를 공급해주기 때문에 암을 예방하는 데 좋습니다. 이미 암이 발병했다 하더라도 이러한 활동은 암 환자에게 도움이 됩니다.

물의 하루 섭취 권장량은 1.8리터입니다. 하지만 평상시에 물을 많이 마시지 않던 사람이 하루에 1.8리터의 물을 마시는 것은 쉬운 일이 아닙니다. 따라서 처음부터 무리하는 것보다는 하루에 세 번씩 나눠 마시거나 조금씩 자주 마시기 시작하는 것이 좋습니다. 특히 막 기상했을 때의 공복에는 물을 마시기 쉬우므로 그때 삼분의 일을 마시는 것이 좋습니다. 또 물을 미지근하게 해서 마시면 쉽게 많은 물을 마실 수 있습니다.

물을 마실 때 주의해야 할 점은 식사 전후로는 많이 마시지 말아야 한다는 것입니다. 식사 전에 물을 많이 마시면 식욕이 감퇴될 수도 있기 때문입니다. 또한 식사 중이나 식사 후에는 물이 위액을 희석시켜 소화에 방해를 줄 수도 있습니다.

한편 복수가 찬 암 환자는 물을 적게 마셔야 좋다고 오해하기도 합니다. 하지만 복수는 간이나 췌장 등의 이상으로 발생한 것이기 때문에 물을 많이 마시는 것과는 상관이 없습니다.

> 하나님이여 사슴이 시냇물을 찾기에 갈급함 같이 내 영혼이
> 주를 찾기에 갈급하니이다
>
> … 시편 42장 1절

2008년 한국영양학회와 대한암협회가 제정한 '암을 예방하기 위한 식사지침'

건강할 정도의 체중과 적정한 체지방량을 유지한다.

- 체질량 지수와 체지방량이 정상범위에 속하도록 한다.
- 체중 또는 체지방량 감소가 필요한 경우 에너지 섭취량을 줄인다.
- 중년기 이후에는 복부비만이 되지 않도록 특히 주의한다.
- 섬유소가 많고 지방이 적은 식품을 위주로 식사한다.
- 음식을 조리할 때는 설탕과 기름을 적게 사용한다.
- 가공식품, 패스트푸드, 탄산음료, 과자류 등을 가급적 적게 먹는다.

전곡류와 두류를 많이 먹는다.

- 도정이나 가공이 덜 된 곡류를 주로 사용한다.
- 다양한 곡류와 두류를 사용하여 식사를 구성한다.
- 곡류는 건조하고 시원한 곳에 보관하되, 오래 보관하지 않는다.

여러 가지 색깔의 채소와 과일을 먹는다.

- 매일 다섯 가지 색(빨강, 초록, 노랑, 보라, 하양)의 채소와 과일을 먹는다.
- 끼니때마다 김치 외에 서너 종류 이상의 채소 반찬을 먹는다.
- 채소와 과일은 가공되지 않은 신선한 것을 구입해 바로 사용한다.

붉은색 육류를 적게 먹는다.

- 붉은색 육류는 1회에 1인분, 1주일에 2회를 넘지 않도록 먹는다.
- 햄, 소시지 등의 가공육을 가급적이면 먹지 않는다.

- 육류를 조리할 때는 직화구이를 피하고 탄 부분을 먹지 않는다.
- 눈에 보이는 지방을 제거하고 먹는다.

짠 음식을 피하고 싱겁게 먹는다.

- 음식을 만들 때 소금, 간장의 사용을 줄인다.
- 국물을 짜지 않게 만들고 적게 먹는다.
- 김치는 덜 짜게 만든다.
- 음식을 먹을 때 소금, 간장을 더 넣지 않는다.
- 젓갈, 장아찌, 자반 등 염장 식품을 적게 먹는다.

술은 가능한 한 마시지 않는다.

영양 보충제는 특별한 경우에만 제한적으로 사용한다.

- 영양소는 다양한 음식을 통해 섭취한다.
- 임산이나 영양결핍 등 특별한 경우에 한해서만 영양 보충제를 사용한다.

기력이나 체력이 약하거나 항암 치료와 방사선치료 중이라면 음식 섭취 자체가 거북해지거나 어려워지는 경우가 있을 수 있습니다. 그럼에도 불구하고 사람마다 먹을 수 있는 특정 음식이 있기도 하는데, 우선은 그 음식으로 몸에 영양분을 공급해 주는 것이 좋습니다.

암의 증상 및
대처 방법
알아보기

 체중 감소

Q37 암 환자의 살이 너무 많이 빠집니다. 어떻게 해야 하나요?

A37 고칼로리를 섭취할 수 있도록 식단을 바꾸거나 더 많은 영양소가 흡수될 수 있는 조리법을 연구해야 합니다. 또 식사 전의 운동이나 즐거운 식사 분위기도 환자의 식사량을 늘리는 데 도움을 줍니다.

환자가 충분한 양의 식사를 하는데도 살이 빠지는 이유는 여러 가지입니다. 처음에는 암 치유를 위해 식단을 조절하고 꾸준히 운동을 하면서 건강한 의미로 살이 빠집니다. 하지만 그 후에는 거듭되는 치료와 부작용으로 입안이 헐거나 식욕이 감소해서 잘 먹지 않기 때문에 살이 빠지는 경우가 많습니다. 또 암세포가 소화기관 주위에 있는 경우에는 커진 암세포가 장기를 눌러 소화가 잘 안되기 때문에 환자가 먹는 것에 대한 부담을 느끼기도 합니다.

환자의 살이 빠지는 것을 해결하는 가장 기본적인 방법은 식사량을 늘려 많은 칼로리를 공급해주는 것입니다. 하지만 이 방법은 소화에 부담이 될 수도 있습니다. 따라서 음식을 잘게 썰어서 조리하고 꼭꼭 씹어 삼키게 해 소화를 도와주어야 합니다. 또한 음식을 올리브유로 조리하면 영양소 흡수율을 높이는 데 도움이 됩니다. 반면 가스가 생기는 음식이나 음료들은 포만감을 일찍 유발시키므로 피해야 합니다.

여러 가지 간접적인 활동이나 운동도 환자의 식욕 증가에 도움이 됩니다.

여동생은 원래 어려서부터 통통했기 때문에 별명이 '이뚱'이었습니다. 그런데 채식과 건강식을 하며 규칙적인 운동을 해서인지 살이 빠지기 시작했습니다. 오히려 너무 예뻐져서 딱 달라붙는 청바지를 입고는 자랑하기도 했답니다.

> 내 안에 거하라 나도 너희 안에 거하리라 가지가 포도나무에 붙어 있지 아니하면 절로 과실을 맺을 수 없음 같이 너희도 내 안에 있지 아니하면 그러하리라
>
> ··· 요한복음 15장 4절

탈모

Q38 머리카락이 빠져요. 어떻게 해야 하나요?

A38 방사선치료나 항암 치료를 받으면 머리카락이 빠지기 시작합니다. 하지만 치료를 마친 후 6~8주가 지나면 다시 나니 걱정하지 않아도 됩니다. 암 환자가 탈모 때문에 수치심을 느낀다면 이렇게 탈모 현상이 일시적이란 것을 알려서 안심시켜 주어야 합니다. 그래도 항암 치료로 단기간에 머리카락이 많이 빠지면, 환자가 많이 당황할 수 있으니, 예쁜 모자(두건)이나 스카프, 가발을 미리 준비해주세요.

방사선치료나 항암 치료를 받으면 2~3주 후에 머리카락이 빠지기 시작합니다. 하지만 모근 세포가 완전히 죽는 것은 아니기 때문에 치료를 마치고 1~2개월이 지나면 재생이 시작되어 3~5개월 후에 대부분 회복됩니다.

암 환자는 탈모가 진행되면 자신의 모습을 받아들이기 힘들어 하며 우울해 하거나 분노하게 됩니다. 그럴 때는 탈모가 일시적 증상이란 것을 알려줘서 심리적 안정을 취할 수 있도록 해주어야 합니다.

머리카락이 덜 빠지게 하기 위해서는 일주일에 2~3회 정도만 순한 샴푸로 감아야 합니다. 또 머리를 감은 후 말릴 때는 수건으로 가볍게 두드려 말립니다. 드라이어, 고데기, 염색약, 스프레이, 젤 등은 사용하지 않는 것이 좋습니다.

그래도 항암 치료로 단기간에 머리카락이 많이 빠지면, 환자가 많이 당황할 수 있으니, 예쁜 모자(두건)이나 스카프, 가발을 미리 준비해주세요.

너희에게는 머리털까지 다 세신 바 되었나니

··· 마태복음 10장 30절

 통증

Q39 통증 때문에 고통스럽습니다. 어떻게 해야 할까요?

A39 통증 관리는 아주 중요합니다. 무작정 참지 말고 의사와 상의한 후 반드시 진통제를 처방 받아서 통증을 조절하세요.

암 환자가 암을 두려워하는 대표적인 이유 중 하나가 통증으로 인한 고통입니다. 보건복지가족부에 의하면 실제로 초기 암 환자나 항암 치료를 받고 있는 암 환자의 약 30~50%가, 중기 암 환자의 약 60~70%가, 말기 암 환자의 약 80~90%가 심한 통증으로 고통 받고 있다고 합니다. 그런데 국립암센터 등이 655명의 암 환자를 조사한 결과 90%가 통증을 병의 악화로 여겨 숨기려 한다고 합니다. 또 76%가 진통제를 써도 소용없다고 믿고 있다고 합니다. 진통제를 사용하면 중독될까 봐 애써 통증을 참아내는 경우도 많습니다. 하지만 통증은 자연스러운 것이며 충분히 조절될 수 있습니다. 국립암센터의 삶의 질 향상 연구과 윤

영호 과장은 "통증의 90%는 적절히 조절될 수 있다. 그럼에도 불구하고 60~70%의 암 환자들이 적절한 관리를 받지 못하고 있다"고 지적했습니다. 또 환자가 통증으로 고통을 느끼게 되면 신체뿐만 아니라 정신적으로도 지치기 쉽습니다. 따라서 통증은 절대로 참지 말아야 합니다. 성공적으로 암을 치유하기 위해서는 통증 관리에 적극적이어야 합니다. 중독될까 봐 걱정할 필요도 없습니다. 임종 직전에 고통이 심한 경우 보통 마약성 진통제인 모르핀을 사용하지만, 그 외에 비마약성 진통제도 사용할 수 있으며 종류도 다양하기 때문입니다.

통증에 대한 잘못된 상식은 다음과 같습니다.

1. 통증이 있을 때만 약을 복용하는 것이 좋다?

통증약은 지속적으로 복용하는 것이 좋습니다. 통증이 있을 때만 약을 먹는 것은 환자가 이미 통증을 느낀 후 먹는 것이니 뒤늦은 것과 다름없습니다. 환자가 통증을 느끼지 않게 하는 것을 최우선 목표로 두어야 하며, 통증약을 주기적으로 먹는 것이 통증 관리와 예방에 훨씬 효과적입니다.

2. 진통제를 먹으면 중독될 수 있다?

암 환자의 통증 조절에 사용되는 진통제는 중독을 유발할 정도의 약이 아닙니다. 따라서 진통제에 중독되는 것은 걱정하지 말고, 주기적으로 통증약을 복용해서 통증을 느끼지 않을 수 있도록 해야 합니다.

3. 진통제를 계속 사용하면 내성이 생겨서 효과가 떨어진다?

진통제를 오래 사용하면 몸에 익숙해져 효과가 떨어지는 경우가 있습니다. 하지만 이런 경우에는 용량을 늘리거나 다른 종류의 약으로 바꾸어 처방해서 통증을 관리할 수 있습니다. 따라서 진통제를 지속적으로 사용하는 것에 대해 불안해 할 필요는 없습니다.

4. 마약성 진통제부터 사용하면 나중에 사용할 진통제가 없다?

마약성 진통제라고 해서 다른 진통제가 전혀 안 들을 정도로 무조건 독한 것은 아닙니다. 따라서 마약성 진통제부터 사용했다 하더라도 통증이 심해지면 용량을 늘려서 충분히 관리할 수 있습니다.

여동생이 담관암 4기 판정을 받았을 때는 이미 간과 십이지장을 연결하는 관인 담관뿐만 아니라 간에까지 암이 모두 퍼진 상황이었습니다. 6개월밖에 남지 않았다는 판정에도 불구하고 다행이라면 다행일까, 간에는 암이 모두 퍼졌지만 다른 장기로는 전이되지 않아 처음 3개월 동안에는 큰 통증이 없었습니다. 간은 통증을 덜 느끼기 때문이었습니다. 그만큼 주변에 퍼지기 전까지는 병을 알아채지 못하게 하기도 하지만 우리 가족은 암이 간에만 머무른 것만으로도 감사했습니다.

그런데 4개월이 지나자 간에 있는 암이 커지고 옆의 장기로 전이되면서 여동생은 통증을 느끼기 시작했습니다. 그럼에도 불구하고 진통제는 몸에 좋지 않다는 오해 때문에 진통제를 먹지 않고 혼자 버티며 힘들어 했습니다.

그는 우리의 허물로 인하여 상처를 입었고 그는 우리의 죄악
으로 인하여 상하였도다

… 이사야 53장 5절

 복수

Q40 배가 볼록하게 부풀어 올랐어요. 복수가 차서 그렇다는데 어떻게 해야 하나요?

A40 일정량의 물이 배에 차면 주삿바늘로 빼줘야 합니다. 병원에서 상담을 받고 주기적으로 뺄 수 있도록 하세요.

복수는 혈액 안에 있는 액체 성분의 일부가 삼투 작용으로 혈관 벽으로부터 빠져나와 생깁니다. 이렇게 복수가 차면 배는 임신을 한 것처럼 볼록하게 부풀어 오릅니다. 그래서 임산부가 느끼는 불편함과 피로를 비슷하게 느낍니다. 또 배에 차 있는 물의 무게감 때문에 바로 눕지 못하고 옆으로 누워야 합니다.

주의해야 할 점은 복수가 차기 전까지는 물을 많이 먹어야 하지만, 복수가 차기 시작하면 물과 소금 섭취를 줄여야 한다는 것입니다. 또 세균 간염이나 합병증이 유발될 수 있다는 점도 기억해야 합니다.

복수가 어느 정도 차면 병원에서 주삿바늘로 배 속의 물을 빼줘야 합니다. 그런데 복수가 찼다고 해서 반드시 병원에 입원해야 하는 것은 아닙니다. 의사와 상담을 한 후 집에서 지내가다 복수가 어느 정도 찼을 때에만 통원할 수도 있습니다.

배에 물이 차는 현상은 암이 상당히 악화된 상태에서 발생합니다. 이때 배에서 물을 빼고 나면 환자는 기진맥진하게 됩니다. 체력이 급속히 저하되므로 어느 순간에 위급한 상황이 발생할 수도 있습니다. 따라서 복수가 차는 증상이 나타나기 시작하면 더욱 서로의 사랑을 표현하기를 뒤로 미루지 말아야 합니다. 물론 최악의 상황에서 회복하는 경우도 있지만 대개 마음의 준비를 시작하는 단계인 것입니다.

여동생은 투병하는 동안 배에 찬 물을 두 차례 뺐습니다. 특히 임종하기 하루 전날, 아침까지도 의식이 있던 여동생은 낮에 복수를 빼고 와서는 상당히 지쳐 했습니다. 엄청난 에너지를 요구하는 일이었던 것입니다. 그래도 여동생은 볼록하게 나온 배를 쓰다듬으며 안타까워하는 가족에게 미소를 지어 보이는 사려 깊은 아이였습니다.

수고하고 무거운 짐 진 자들아 다 내게로 오라 내가 너희를 쉬게 하리라

··· 마태복음 11장 28절

구토

Q41 구토 증상이 반복됩니다. 어떻게 해야 하나요?

A41 움직이기 어려운 환자의 경우 구토로 인한 이물질이 기도를 막을지도 모르기 때문에 고개를 옆으로 돌려 눕게 해주어야 합니다. 반복적인 구토 증상으로 환자가 지쳐 할 때는 의사와 상담해 약을 처방 받으세요.

암 환자의 50%가 오심과 구토를 경험합니다. 오심이란 가슴속이 불쾌하고 울렁거리며 구역질이 나면서도 토하지 못하고 신물만 나는 증상을 말합니다. 이러한 오심과 구토는 치료에 나쁜 영향을 미칩니다. 따라서 적절한 관리가 필요합니다.

특히 몸을 가누기 힘든 암 환자가 구토 증상을 보일 때는 넘어오는 이물질이 기도를 막을 수도 있으므로 고개를 옆으로 뉘어주어야 합니다. 또 구역질이 심할 때는 의사에게 구역질을 멈추게 하는 약 처방을 요청해야 합니다.

> 누가 우리를 그리스도의 사랑에서 끊으리요 환난이나 곤고나 박해나 기근이나 적신이나 위험이나 칼이랴
>
> ··· 로마서 8장 35절

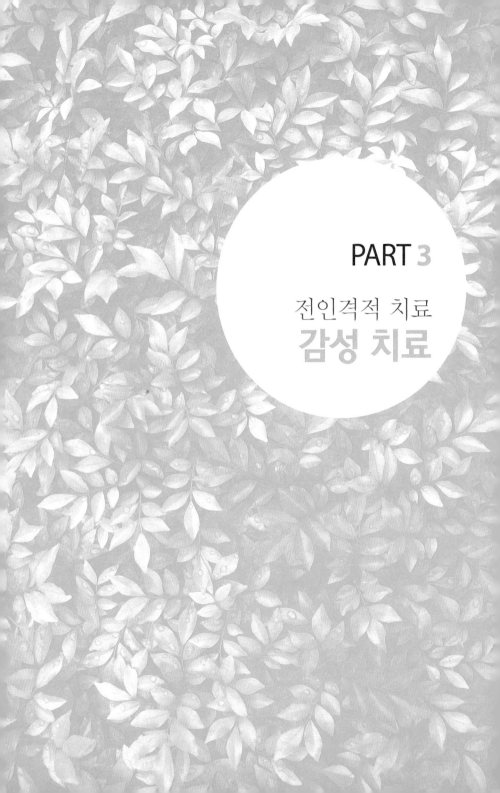

PART 3

전인격적 치료
감성 치료

면역세포를 살리는 감성 치료

대한민국 성인 6명 중 1명 '정신건강문제' 경험.
이 중 약 15%만이 정서치료인 정신과 전문의 치료 경험. 한국 국민의 정신과 전문의
치료 경험율은 미국 39.2%와 호주 34.9%의 절반 이하 수준
— 조맹제, '2011년 정신질환실태 역학조사'

힐링Healing은 몸의 건강을 내세운 웰빙Well-being보다 한 단계 더 진화된 개념으로써
'마음'에 초점이 맞추어져 있습니다. 이것은 한국이 정서치료를 간절히 원하고 있다
는 증거이기도 합니다. 그런데 미국에서는 이와 같은 개념이 훨씬 일찍부터 발달했
습니다. 미국 영화를 보면 정신과 상담을 받는 장면을 자주 볼 수 있습니다. 오히려
미국인들은 친구들과의 약속은 취소할지라도 정서 치료는 절대 취소하지 않을 정도
로 정서 치료를 중요하게 여깁니다.

암 환자와 가족이 기억해야 할 것은 암 환자의 절반가량이 통증 때문에 우울 증세를
보인다는 사실입니다. 특히 말기 암 환자의 경우 그 비율이 70~80퍼센트에까지 달
합니다. 우울 증세는 면역력을 저하시키고 재발을 야기하기 때문에 성공적인 암 치
유를 위해 감성 치료가 반드시 함께 이루어져야 합니다. 실제로 미국 오하이오 대학
의 연구진에 의하면 감성 치료를 받은 암 환자들의 사망률과 재발률이 감성 치료를
받지 않은 환자보다 각각 44~45퍼센트 적게 나타났다고 합니다. 감성 치료는 암 치
유를 위한 선택이 아니라 필수 요건입니다.

암을 이기는
마음의 병
치료하기

 스트레스 치료

Q42 **스트레스는 암을 치유하는 데 안 좋은 영향을 미친다고 들었습니다. 스트레스와 암에는 어떤 연관성이 있나요?**

A42 스트레스는 면역세포가 제대로 활동하지 못하게 하는 호르몬을 분비해 암을 유발시킬 수 있습니다. 따라서 스트레스는 암에 걸리기 전에도 조심해야 하고 암을 치유하는 중일 때도 잘 해소해야 합니다.

대부분의 의학계에서는 스트레스를 질병의 원인으로 인정하지 않으려 합니다. 하지만 미국 심장학회의 조사에 따르면 병원을 찾는 환자들의 최고 90%, 최하 75%가 스트레스와 관련된 장애를 앓고 있으며, 심장

마비의 원인 중 50%가 스트레스라고 합니다. 더욱이 스트레스를 받지 않는 정신박약이나 정신질환자들이 암에 잘 걸리지 않는다는 사실 또한 스트레스가 암과 관련이 있다는 것을 반증하기도 합니다.

이처럼 스트레스는 우리 신체 건강에 큰 영향을 미칩니다. 특히 암 환자의 경우 이러한 사실을 인지하고 스트레스를 잘 관리할 수 있어야 합니다. 스트레스 때문에 분비되는 호르몬이 암세포를 죽이는 면역세포를 활동하지 못하게 하기 때문입니다.

성공적으로 스트레스를 관리하기 위해서는 성격을 따져볼 필요가 있습니다. 한스 아이젱크Hans Jurgen Eysenck 교수의 연구팀은 성격에 따라 암이 치유될 확률이 다르다고 발표했습니다. 연구팀이 암에 걸린 사람들로 하여금 감성 치료를 통해 마음을 편히 가지게 했더니 46%의 사망률이 4%로 낮아진 것입니다. 이에 가와무라 노리유키川村則行 박사는 자신의 성격을 파악한 후 감성 치료를 통해 스트레스를 받지 않는 성격으로 변하는 것이 암을 막는 데 중요한 역할을 한다고 말합니다. 자신의 성격을 파악하기 위해서는 자신을 객관화시킬 줄 알아야 합니다. 자율 훈련법을 통해 스스로 성격을 변화시킬 수도 있고 만약 혼자서는 어렵다면 심리치료사나 의사의 도움을 받아도 됩니다.

어느 날 독일의 마르틴 루터Martin Luther 목사가 설교를 하고 있었습니다. 그런데 갑자기 한 남자가 나타나 그 앞에서 입에 담지 못할 욕을 하기 시작했습니다. 설교를 하던 목사는 남자가 욕을 끝낼 때까지 잠자코 듣기만 했습니다. 마침내 남자가 욕을 멈추자 목사가 물었습니다.

"만약 누군가가 당신에게 선물을 주었는데 당신이 받지 않았다면 그 것은 당신의 것입니까? 아니면 선물을 준 사람의 것입니까?"

남자는 퉁명스럽게 대답했습니다.

"당연히 선물을 준 사람의 것이겠지."

그러자 목사님이 말했습니다.

"그렇다면 나도 당신의 욕을 받지 않을 테니 모두 다시 가져가기 바랍니다."

독일의 루터 목사는 자신이 받아들이지 않으면 그 어떤 것도 자신의 것이 되지 않는다는 사실을 알고 있었던 것입니다. 스트레스 역시 마찬가지입니다. 내가 받아들이지 않으면 나의 것이 되지 않습니다.

그의 영광의 풍성함을 따라 그의 성령으로 말미암아 너희 속 마음을 능력으로 강건하게 하시오며

··· 에베소서 3장 16절

 남을 기쁘게 하는 병 치료

Q43 암은 성격과도 연관이 있다고 들었습니다. 너무 착하기만 한 성격을 가진 사람들이 암에 걸리는 경우가 많다면서요?

A43 자신의 생각과 욕구를 억누르고 남을 위하기만 하는 것도 일종의 병

입니다. 자신이 싫은 것에 대해서는 '노'라고 할 줄 알아야 육체적으로든 정신적으로든 영적으로든 건강하게 살 수 있습니다.

해리엇 브레이커Harriet B. Braiker는《남 기쁘게 해주기라는 병The Disease to Please》라는 자신의 저서에서 '너무 착한 것도 병'이라고 했습니다.

이 병의 환자는 단순히 다른 사람들을 행복하게 만들려고 애쓰는 사람이 아닙니다. 속으로는 거절하고 싶은데 거절하지 못해서 고통 받는 사람입니다. 이들은 남에게 좋은 사람으로 보일지 모르지만 정작 스스로는 스트레스를 받아 건강을 해치기 쉽습니다. 따라서 자신이 원하지 않는 것에 대해서는 거절할 줄 알아야 합니다.

너희가 내 말에 거하면 참 내 제자가 되고 진리를 알지니, 진리가 너희를 자유케 하리라

··· 요한복음 8장 32절

 걱정 치료

Q44 걱정이 몸에 안 좋다는 것을 알면서도 생각처럼 쉽게 떨칠 수 없습니다. 어떻게 걱정을 없앨 수 있나요?

A44 우리가 살아가면서 하는 걱정거리들 중 실제로 일어나는 사건은 겨우 4%라고 합니다. 하지 않아도 될 96%의 걱정을 버리세요. 주변 상황에

는 손 하나 건드리지 않고 걱정을 없앨 수 있는 가장 좋은 방법은 자신의 생각을 바꾸는 것입니다.

걱정이 없는 심리적 안정은 암 치유를 위한 최고의 항암제입니다. 《느리게 사는 즐거움Don't Hurry, Be Happy》의 저자 어니 J. 젤린스키Ernie J. Zelinski는 우리가 하는 걱정 중 실제로 일어나는 것은 4%에 불과하다고 말합니다. 이는 다시 말하면 우리가 갖고 있는 걱정거리의 96%가 하지 않아도 될 것들이라는 뜻입니다.

절대 일어나지 않을 사건	40%
이미 일어난 사건	30%
사소한 고민	22%
우리가 바꿀 수 없는 사건	4%
실제로 일어나는 사건	4%

《목적이 이끄는 삶》에서 릭 워런은 '문제를 반복적으로 생각하는 것은 걱정이지만 말씀을 반복적으로 생각하는 것은 묵상'이라고 했습니다. 걱정거리가 생겼을 때 그것을 생각하는 대신 성경말씀을 생각하려고 노력해야 합니다. 그러다 보면 어느 순간 걱정을 다스리는 데 능숙해질 수 있습니다. 하나님의 말씀이 우리의 머릿속을 꽉 채우면 채울수록 우리의 걱정거리는 줄어들게 됩니다.

그러므로 내일 일을 위하여 염려하지 말라 내일 일은 내일 염려할 것이요 한 날 괴로움은 그날에 족하니라

··· 마태복음 6장 34절

 낙담 치료

Q45 마음을 굳게 다잡아야 한다는 것을 알면서도 자꾸 낙담하게 됩니다.

A45 낙담은 하나님께서 주시는 것이 아닙니다. 사단이 우리를 쓰러뜨리기 위해 주는 감정입니다. 따라서 낙담이 마음속에 자리 잡지 못하도록 노력해야 합니다.

어느 날 한 악마가 대청소를 하며 자신의 도구들을 팔아 치우기로 했습니다. 악마의 진열장에는 질투, 분노, 탐욕, 욕심, 자만, 증오, 공포 등 다양한 것들이 모여 있었습니다. 그런데 유독 낡은 나무상자만 따로 떨어져 있었습니다. 그 안에는 '낙담'이 들어 있었습니다. 그런데 악마는 낙담이 들어 있는 볼품없는 상자에 가장 높은 가격을 매겼습니다.

이를 눈여겨본 다른 악마가 그 악마에게 물었습니다.

"왜 이 낡은 상자에 들어 있는 '낙담'에 가장 높은 가격을 매겼나?"

악마는 회심의 미소를 지으며 이렇게 대답했습니다.

"궁금한가? '낙담'은 내 무기들 중 가장 뛰어난 것이라고나 할까? 이 녀석은 기특하게도 사람들을 현혹시키는 데 아주 비상한 재주를 발휘

하곤 하지. 질투나 시기, 분노, 두려움 따위는 비교도 안 돼. 만약 내가
이 도구로 어떤 사람의 마음에 생채기라도 내면 그것은 점점 커져 다른
모든 도구가 모조리 들어갈 정도의 구멍이 되어버리거든."

그러고는 악마는 그 작은 나무상자를 사랑스럽게 어루만졌습니다.

"낙담처럼 지극히 치명적인 것은 없단 얘기지."

아무것도 염려하지 말고 오직 모든 일에 기도와 간구로 너희
구할 것을 감사함으로 하나님께 아뢰라

… 빌립보서 4장 6절

 두려움 치료

Q46 항상 두려움에 사로잡혀 있습니다. 특히 혼자 있을 때면 더 두렵습니
다. 어떻게 두려움을 떨쳐버릴 수 있을까요?

A46 암에 관한 정보를 습득하고 적절하게 대처하는 방법을 알아두면 막연
함에서 오는 두려움을 줄일 수 있습니다. 그리고 두려움이 자리 잡지 못하
도록 스스로 마음을 다잡아야 합니다.

일반적으로 암 선고를 받으면 환자와 가족들은 병 자체보다 그것이
주는 커다랗고 막연한 두려움에 휩싸입니다. 때로는 이 두려움 때문에
암이란 것을 알게 된 환자의 상태가 급속히 안 좋아지는 경우도 있습

니다. 암이 주는 두려움이 자율신경에 영향을 미치면서 면역체계에 이상을 일으키기 때문입니다.

두려움을 없애기 위해서는 첫째로 암에 대한 정보를 습득해야 합니다. 무지의 대상이었던 암에 대한 막연함을 줄이면 두려움은 극복될 수 있습니다. 암은 아는 만큼 이길 수 있다는 것을 기억해야 합니다. 둘째로 감성 치료와 영성 치료를 통해 마음을 다잡을 수 있는 능력을 길러야 합니다. 자동차 핸들은 두 손으로 잡고 있지 않으면 스스로 왼쪽으로 돈다고 합니다. 우리의 마음도 마찬가지입니다. 두 손으로 다잡고 있지 않으면 금세 두려움이란 감정에 치우치게 됩니다. 감성 치료와 영성 치료를 통해 마음을 안정시키고 다잡으면 암 치료에 조금 더 적극적으로 임할 수 있습니다.

두려움의 반대말이 무엇이라고 생각하십니까? 그것은 두려워하지 않음이 아니라 믿음입니다. 하나님에 대한 믿음이 강해질 때 두려움을 극복할 수 있습니다.

사랑 안에 두려움이 없고 온전한 사랑이 두려움을 내어 쫓나니 두려움에는 형벌이 있음이라 두려워하는 자는 사랑 안에서 온전히 이루지 못하였느니라

··· 요한일서 4장 18절

성경에서는 두려움의 반대말이 사랑이라고 말하기도 합니다. 즉, 마

음을 사랑으로 채우지 않으면 금세 두려움이 가득 찰 것입니다. "완전한 사랑이 두려움을 내쫓나니" 두려움을 이기는 비결은 하나님을 믿고 사랑하는 것입니다.

> 모든 지킬 만한 것 중에 더욱 내 마음을 지키라 생명의 근원이 이에서 남이니라
>
> **··· 잠언 4장 23절**

하나님과 사단 모두 사람의 마음을 역점에 둡니다. 마음을 점령하면 그 사람을 점령할 수 있기 때문입니다. 그런데 우리 마음이 어디에도 점령당하지 않기란 쉬운 일이 아닙니다. 그렇기 때문에 우리가 하나님 사랑으로 마음을 채우지 않으면 사단은 금세 그 마음에 두려움을 넣을 것입니다.

사랑으로 마음을 채우기 위해서는 매 순간 말씀을 붙잡으며 하나님께서 자신을 사랑하신다는 것을 생각해야 합니다. 투병하느라 너무 지쳐 성경말씀을 읽을 수 없다면 설교, 가사와 멜로디가 좋은 찬송가, CCM을 듣는 것도 좋은 방법입니다. 반면 대중가요 중 슬픈 선율이나 부정적인 가사를 지닌 노래는 마음을 울적하게 하고 정신을 산만하게 만들므로 피하는 것이 좋습니다. 사람은 쉐마(들으라)적 존재이기 때문에 자신이 무엇을 듣느냐에 따라 육적, 정신적, 영적 상태가 결정되기도 한다는 것을 기억해야 합니다.

두려워하지 말라 내가 너와 함께 함이라 놀라지 말라 나는 네 하나님이 됨이라 내가 너를 굳세게 하리라 참으로 너를 도와 주리라 참으로 나의 의로운 오른손으로 너를 붙들리라

… 이사야 41장 10절

 절망 치료

Q47 몸과 마음이 고통스러울 때면 모든 것을 포기하고 싶어집니다. 절망적인 마음이 들 때 어떻게 해야 하나요?

A47 자신의 고통을 주변 사람에게 표현해야 합니다. 주변 사람들이 그것을 들어주고 공감해줄 때 고통은 나눌 수 있습니다.

자살을 결심하는 사람들은 대부분 공통된 이유를 가지고 있습니다. 사랑에 대한 확신이 없기 때문입니다. 부모도 나를 버렸고 세상도 나를 버렸다고 생각합니다. 어느 날 한 목사에게 전화해 자신은 죽어야 한다고 말한 사람 역시 마찬가지였습니다. 하지만 이 사람은 결국 죽지 않았습니다. 절망과 독기로 가득 차 있던 이 사람에게 목사가 "하나님께서는 당신을 사랑하고, 하나님께서 용서하지 못하실 죄인은 없다"고 말해주었기 때문입니다. 자신이 사랑 받는 존재라는 것을 알게 된 것입니다.

사랑이 확인되는 그 순간에 우리에게는 살 소망이 생깁니다. 그런데

변화무쌍한 세상의 사랑보다 변하지 않고 절대 먼저 포기하지 않으시는 하나님의 사랑을 알 때 그 소망은 더욱 커집니다. 세상의 사랑은 공부를 잘해야 칭찬받고 성과를 내야 인정받는 등의 조건적인 사랑입니다. 반면 내가 못났더라도, 때로는 실수를 할지라도 언제나 변함없는 하나님의 사랑은 세상이 주지 못하는 '온전한 평안'을 줍니다.

이 세상은 우리가 있어야 할 본래의 장소가 아닙니다. 우리가 궁극적으로 도달해야 할 곳은 천국입니다. 따라서 이 세상에 고난과 시련이 있는 것은 이상한 일이 아닙니다. 고난과 시련이 닥쳤을 때 그리스도인들은 하나님을 모르는 이들과 다른 모습을 보이곤 합니다. 고난 속에서도 감사하며 사는 그리스도인들을 본 적이 있을 것입니다. 그리스도인들이 이 고난과 시련 속에서도 평안할 수 있는 이유는 고난을 당할 때도 혼자 버려지지 않고 하나님께서 함께하시리라는 것을 믿기 때문입니다. 임마누엘의 하나님, 여기서 임마누엘의 뜻은 '하나님이 우리와 함께 계시다'라는 뜻입니다. 따라서 우리가 암을 치유하는 중인 사랑하는 사람을 위해서 해줄 수 있는 최고의 선물은 '하나님을 소개하는 일'입니다. 혹 환자의 고통이 주변 사람들이 돕지 못할 정도로 심해질 때도 하나님께서 함께 하신다는 것을 알게 됩니다. 우리가 암환자를 도울 수 없는 상황이 올 때 하나님께서는 도우실 수 있습니다.

또한 하나님을 믿는 자에게는 죽음이 이 세상의 끝이 아닌 영원한 천국의 삶의 시작이기 때문에 죽음 앞에서도 평안할 수 있습니다. 사랑하는 사람들과 잠시 떨어져 있어야 한다는 사실에 슬퍼할 수는 있어도 절망할 필요는 없는 이유가 이것입니다.

　모든 것이 막혀 있는 상황에서 이제는 끝이라고 절망하려는 사람에게 들려주고 싶은 말이 있습니다. 미국 해병대의 체스티 풀러Chesty Puller 장군은 아군이 적국에게 완전히 포위되었다는 보고를 받자 이렇게 말했다고 합니다.

　"우리는 포위됐다. 덕분에 문제는 간단해졌다. 이제 우리는 모든 방향으로 공격할 수 있다!"

> 너는 피투성이라도 살라 다시 이르기를 너는 피투성이라도 살라
>
> … 에스겔 16장 6절

 ## 욕심 치료

　Q48 저는 항상 더 잘살기 위해 먹을 것, 입을 것을 아끼고 잠도 잘 못 자면서 앞만 보고 달려왔습니다. 여태까지 쌓아온 것들이 무너지는 것 같고 억울한 마음에 화병이 먼저 생길 것 같습니다. 이 답답한 마음을 어떻게 해야 하나요?

　A48 우리가 지금 가진 모든 것들은 본래 나의 것이 아니며 잠시 빌려 쓰는 중이란 것을 깨달으면 삶이 주어진 것 자체에 대해 감사하는 마음을 가질 수 있습니다.

한 어부가 시골에서 고기를 잡고 있었습니다. 그 어부는 하루에 다섯 시간만 일했고 잡은 물고기도 다섯 마리만 남기고 도로 놓아주었습니다. 마침 이때 휴가차 시골을 찾은 컨설턴트가 어부 옆을 지나게 되었습니다. 어부의 모습을 본 컨설턴트는 자신의 지식과 컨설팅 노하우를 동원해 침까지 튀길 정도로 열렬히 어부에게 조언을 했습니다.

"다섯 시간 동안만 일하지 말고 여덟 시간 동안 고기를 잡으세요. 그리고 더 많이 잡힌 물고기는 시장에 내다 팔아서 이익을 남기세요. 그러면 그 돈을 제가 재테크를 해서 몇 배로 불려드리겠습니다."

이 말을 듣고 있던 어부는 하나의 질문을 던졌습니다.

"왜 당신 말을 따라야 하죠?"

컨설턴트는 마치 어리석은 어부를 구해주는 듯한 우쭐한 표정으로 말했습니다.

"제 말을 따르면 말년을 이런 자연환경이 좋은 곳에서 편안하게 낚시를 하며 보낼 수 있을 것입니다."

이 얘기를 듣고 한참 동안 생각하던 어부가 대답했습니다.

"나는 당신의 제안을 따르고 싶지 않습니다. 나는 이미 자연환경이 좋은 이곳에서 편안하게 낚시를 하며 잘 살아가고 있어요. 지금 이대로 말년까지 하고 싶은 낚시를 하며 여유롭게 살아가겠습니다."

이 이야기에 나오는 컨설턴트가 사실 우리의 모습은 아닐까요? 나름 계획적으로 잘 살아가고 있다고 스스로 자부하지만 실은 필요 이상으로 아등바등하며 불행하게 살아가고 있는지도 모릅니다. 욕심이 많으면 불행해지기 쉽습니다. 욕심을 내려놓아야 합니다. 오늘 하루도 눈을 뜨게 하시고 숨 쉬게 하시며 새로운 날을 허락하신 것만으로도 우리는 충분히 감사할 수 있어야 합니다.

한때 유행했던 가수 김국환 씨의 노래 중에 '알몸으로 태어나서 옷 한 벌은 건졌잖소'라는 가사가 있습니다. 이 가사처럼 지금 우리가 갖고 있는 것들은 모두 새롭게 얻은 감사한 것들입니다. 또한 이 세상을 떠날 때 그것들은 그대로 두고 갈 수밖에 없다는 사실도 잊어서는 안 됩니다.

성경은 하나님께서 인간을 창조하신 일을 토기장이가 토기를 만드는 것에 비유합니다. 진흙으로 만들어지는 토기처럼 우리 역시 모두 진흙으로 만들어집니다. 또한 흙에서 나왔으니 흙으로 돌아갈 것입니다. 그렇기 때문에 이 세상에서 집착할 것은 하나도 없습니다. 내가 가진 것은 본래 내 것이 아니고 잠시 맡은 것이라는 인식을 해야 합니다. 그래야만 욕심으로부터 자유로워질 수 있습니다.

또 성경은 인간이 하나님께서 주신 자연과 재원들을 관리하는 청지기라고 말합니다. 하나님께서는 심판의 날 우리에게 주어졌던 돈과 재능으로 얼마나 다른 사람들을 위해 살았는가를 물으실 것이라고 합니다. 욕심을 버려야만 하나님께서 맡기신 임무를 온전히 수행할 수 있습니다.

하나님은 이르시되 어리석은 자여! 오늘 밤에 네 영혼을 도로 찾으리니, 그러면 네 준비한 것이 누구의 것이 되겠느냐 하셨으니

… 누가복음 12장 20절

 미움 치료

Q49 **누군가를 계속 미워하고 있습니다. 남을 미워하는 마음이 오히려 저를 지치고 힘들게 합니다. 어떻게 해야 미워하는 마음을 없앨 수 있을까요?**

A49 미움이 오히려 나를 지치게 하고 다치게 한다는 것을 계속해서 되새기세요. 성경에서의 '원수를 사랑하라'는 말씀이 원수가 아닌 '나'를 위한 말씀이며 진리라는 것을 깨닫게 될 것입니다.

누군가를 미워하는 데는 크게 두 가지 원인이 있습니다.

첫 번째는 자신이 가지지 못한 것 혹은 가지고 있는 것보다 더 좋은 것을 상대가 가지고 있기 때문입니다. 하지만 하나님 안에서 사람은 하나하나가 소중한 창조물입니다. 상점에 있는 상품들처럼 가치의 높고 낮음에 따라 가격의 높고 낮음이 결정되는 존재가 아닌 것입니다. 우리는 하나 밖에 존재하지 않으면서, 그 존재 자체로 가치 있게 여김 받는 걸작입니다. 다른 사람과 비교할 필요가 없습니다.

두 번째는 미워하고 미움 받을 수밖에 없는 구조적인 부분이 있기

때문입니다. 어떠한 개인적인 이유에서가 아닌 구조적인 위치에서의 입장 차이 때문에 미움이 생길 수 있습니다. 상사가 효율적인 업무 처리를 위해 아랫사람의 잘못을 지적해야 하는 경우가 그러한 예입니다. 이때 아랫사람은 상사가 자신을 미워한다고 느낄 수 있습니다. 하지만 상황 자체를 인정하고 스트레스를 받지 않으려고 노력하는 것이 나 자신을 위해서도 좋습니다.

미움을 해결하는 방법으로 성경은 누군가와 다툼이 있을 때 먼저 가서 화해를 청하라고 말합니다. 먼저 화해를 요청하는 것은 지는 것이 아니라 지혜로운 것입니다. 시간이 지났다고 해서 악화된 관계가 저절로 풀리거나 그 상태로 있는 일은 드물기 때문입니다. 오히려 썩게 될 가능성이 많습니다. 따라서 악화된 관계를 방치해서는 안 됩니다.

먼저 화해를 청하면 90% 이상은 받아들일 것입니다. 하지만 문제는 절대 화해하려 하지 않는 소인배들도 10%나 존재한다는 사실입니다. 이들과의 관계를 위해서는 시간이 필요합니다. 당장 결론을 내려고 하는 것은 좋지 않습니다. 계속적으로 화해의 신호를 보내야 합니다.

아예 미움의 근원을 키우지 않는 방법도 있습니다. 미워하는 마음은 사단이 주는 마음이라는 것을 인지하는 것입니다. 미워하는 마음이 나를 사로잡을 때는 그 상황에서 한 발짝 물러나 '꼭 미워해야만 하는가?' 하고 객관적으로 생각해보아야 합니다. 특히 사랑하는 사람들 간의 관계를 사단이 함부로 장난치지 못하게 하세요.

무엇보다도 누군가를 미워하면서 받게 되는 스트레스는 암 치유에 좋지 않은 영향을 미친다는 것을 기억해야 합니다.

그리스도인이라면 서로의 의견과 입장이 달라도 복음이라는 진리가 부정될 때 외에는 포용하고 사랑할 수 있어야 합니다. 그리스도인이 싸워야 할 대상은 형제, 자매가 아님을 깨닫는 것이 중요합니다. 어떻게 미워하지 않을 것인가를 고민하기 전에 정말로 미워할 대상인가를 먼저 생각해볼 필요가 있습니다.

> 예물을 드리려다가 거기서 네 형제에게 원망 들을 만한 일이 있는 줄 생각나거든, 예물을 제단 앞에 두고 먼저 가서 형제와 화목하고 그 후에 와서 예물을 드리라
>
> … 마태복음 5장 23~24절

불만 치료

Q50 암 진단을 받은 후 무엇을 하든 간에 자꾸만 불만이 생깁니다. 제 불만 때문에 주변 사람들까지 불편해 합니다. 불만을 없앨 수 있는 방법이 없을까요?

A50 불만은 자신의 마음가짐과 시각 때문에 생깁니다. 따라서 이를 없애기 위해서는 주변 상황을 바꾸기보다는 자신의 비뚤어진 마음가짐을 바꿔야 합니다.

어느 날 두 농부가 호박밭을 지나 도토리나무 아래를 걷고 있었습니다. 한 농부가 호박과 도토리를 번갈아 보며 불만을 토로했습니다.

"하나님은 참 이해할 수 없는 분이야! 왜 얇은 호박 넝쿨에는 큰 호박을 열매로 주시고, 커다란 도토리나무에는 작은 도토리가 열리게 하셨지? 이거 너무 비합리적이지 않아?"

이때 갑자기 바람이 불어 도토리 몇 개가 불만을 토로했던 농부의 머리 위로 떨어졌습니다. 그러자 옆에서 이 광경을 보고 있던 다른 농부는 이렇게 말했습니다.

"하나님은 참으로 지혜로우신 분이군. 만약에 도토리나무에 호박처럼 큰 열매가 달려 있었다고 생각해보게. 그러면 자네는 벌써 병원으로 실려 갔을 테지."

이 얘기를 듣고 불만을 토로했던 농부가 말했습니다.

"그렇군. 호박의 무게가 아니라서 다행이네그려."

두 농부는 서로를 바라보며 한바탕 웃었습니다.

어떤 일을 비판적으로 바라본다는 것은 발전이 있을 수 있다는 면에서 긍정적입니다. 하지만 옳고 그름을 판단하는 비판과 무조건 부정적으로 바라보는 비난, 불만은 다릅니다. 불만은 무엇보다도 나 자신을 더욱 지치게 합니다. 따라서 스스로를 위해서도 매사에 불만적인 태도는 가지지 않는 것이 좋습니다.

불만을 없애는 방법 중 하나는 모든 것을 있는 그대로 인정하려는 마음가짐을 갖는 것입니다. 큰일이 나지 않는 이상은 있는 그대로의 의미를 인정할 줄 아는 것이 지혜입니다.

하나님을 믿는 사람이라면 "하나님을 믿는 자에게 모든 것이 합력하여 선을 이루느니라"라는 말씀을 더욱 신뢰해야 합니다. 그러면 주어진 모든 것에서 의미를 찾을 수 있고 감사할 수 있게 될 것입니다.

20년을 넘게 같이 살았으면서도 여동생이 남들보다 더 민감하고 세심한 아이라는 것을 미처 몰랐습니다. 여타 다른 아기 엄마들과 다르게 지나칠 정도로 아기와 관련해서는 젖병에서부터 목욕용품까지 소독하지 않는 것이 없었습니다. 또한 있는 그대로 받아들이면 될 일도 자신의 기준과 생각에 맞지 않으면 쉽게 인정하지 않았습니다. 굳이 불만을 갖지 않아도 될 것에 불만을 갖고 스스로를 힘들게 하는 모습은 보는 사람들로 하여금 안타깝게 했습니다.

비판을 받지 아니하려거든 비판하지 말라

··· 마태복음 7장 1절

 우울증 치료

Q51 우울증이 온 것 같아요. 어떻게 해야 하나요?

A51 우울증은 암 환자와 가족에게 쉽게 발생할 수 있는 증상입니다. 그

럽기 때문에 우울 증세가 나타났을 때는 부인하기보다 적극적으로 치료를 해야 합니다. 규칙적인 운동과 정신과 상담을 통해 도움을 받는 것이 좋습니다.

국립암센터가 2009년에 다섯 개 의료기관의 암 환자 379명을 대상으로 조사한 결과 열 명 중 네 명이 우울증을 겪고 있는 것으로 나타났습니다. 특히 말기 환자의 경우에는 그 수치가 70~80%에 달합니다. 이러한 우울 증세는 암 재발 및 생존율에 직간접적으로 영향을 미칩니다. 심지어 환자가 치료를 거부하고 안락사를 요청하거나 자살을 시도하기도 합니다. 또 한 가지 기억해야 할 것은 우울증은 암 환자뿐만 아니라 암 환자를 돌보는 가족에게도 많이 나타난다는 사실입니다. 따라서 가족들도 스스로 우울증을 겪고 있는지 잘 살펴야 합니다.

암 환자와 가족들은 자신들의 생활에 갑자기 찾아온 암의 소용돌이에 휩쓸려 우울 증세가 자신들에게 나타나고 있다는 것조차 인식하지 못할 수도 있습니다. 우울증 극복의 최대 걸림돌은 '암 치료 때문에 기분이 울적하고 가라앉을 수 있다'는 식으로 병을 방치하는 태도입니다. 우울증을 인식하지 못한다는 것은 우울증에 걸리지 않는다는 의미가 아니라 우울증에 대처해보기도 전에 상처를 입게 될 수도 있다는 말입니다.

우울증은 주로 통증 때문에 발생합니다. 따라서 통증이 심하더라도 환자 스스로 긍정적인 마음을 잃지 말아야 하며, 가족은 환자의 고통을 이해해주고 적극적인 지지와 사랑을 주어야 합니다. 또 스스로 본인들이 우울증을 겪고 있는지 세심하게 살피고 인식해서 정신과 전문의에게 치료를 받으려고 노력해야 합니다.

그런데 우울증은 단순한 마음의 병이 아닌, 뇌가 기분을 좋게 만들어주는 세로토닌, 노아에피네프린 등의 물질을 제대로 생성해내지 못해서 생기는 뇌 질환입니다. 따라서 우울증은 반드시 정신과 상담뿐만 아니라 세로토닌 농도를 조절해주는 약으로도 치료해야 합니다. 또 연구 결과에 따르면 일주일에 적어도 세 번, 약 30분간 산책이나 조깅을 하면 넉 달 뒤 우울증을 극복할 수 있다고 합니다. 정기적인 운동이 몸과 마음을 건강하게 할 뿐만 아니라 삶에 활력소를 가져다주기 때문입니다. 제발 환자 자신도, 가족들도 우울증일 리가 없다며 부인하다가 치료할 수 있는 기회를 놓치지 않기를 바랍니다.

가장 좋은 것은 우울증에 걸리기 전 미리 방지하는 것입니다. 긍정적인 마음가짐과 치료일기 쓰기, 가벼운 스트레칭, 산책, 그리고 종교 생활 등이 예방에 도움이 됩니다.

여동생과 우리 가족은 항상 좋은 생각만 하려고 노력했습니다. 육체적 피로감과 정신적 부담감도 덤덤히 받아들이려고 했습니다. 암 환자 가족의 상당수에게도 우울증이 올 수도 있다는 것을 알았기 때문입니다.

그런데 시간이 흐를수록 직접적인 고통을 겪은 여동생은 훨씬 신경질적으로 반응을 했습니다. 그래도 우리는 사랑하는 마음으로 최대한 이해하고 배려하려고 노력했습니다. 단 이것이 도를 넘어 끝없는 좌절감에 사로잡혔을 때는 능동적으로 투병에 임할 수 있도록 따끔히 지적하고 이끌어주었습니다.

여호와는 네게 복을 주시고 너를 지키시기를 원하며 여호와는 그 얼굴로 네게 비춰사 은혜 베푸시기를 원하며 여호와는 그 얼굴을 네게로 향하여 드사 평강 주시기를 원하노라

··· 민수기 6장 24~26절

용서 치료

Q52 용서와 암 치유에는 어떤 관계가 있나요?

A52 용서에는 크게 '용서함'과 '용서 받음'이 있습니다. 그런데 중요한 것은 '용서를 하지 못하는 것'과 '용서를 받지 못하는 것' 모두 암 환자의 정신과 몸에 해롭나는 사실입니다.

《천국보다 높은 곳》장순용, 2009이라는 책을 보면 다음과 같은 에피소드가 실려 있습니다.

게으르고 남 말하기 좋아하는 부인이 있었다. 하루는 이웃이 베란다에 흰 이불을 말리고 있는 것을 보았는데 얼룩이 많이 묻어 있었다. 그녀가 비꼬듯이 말했다.

"이 집 안주인은 빨래도 깨끗하게 하지 못하고 밥 먹는 것만 잘해."

그러나 그녀가 자기 집 창문을 열자 이웃의 이불은 희고 깨끗하게 빨려 있었다. 이때 비로소 그녀는 자기 집 창문이 더러웠다는 것을 알았다.

우리는 종종 다른 사람 때문에 계획했던 것이 틀어지는 일을 당하기도 합니다. 그런데 그것이 정말 상대방의 잘못 때문인지, 혹시 자신에게 문제가 있는 것은 아닌지 다시 한 번 생각해보아야 합니다. 그러고는 용서하거나 용서 받을 줄 알아야 합니다.

먼저 타인을 용서해야 건강해질 수 있습니다. 타인을 미워하면 마음속에 미움과 분노가 차게 되고 결국 이것은 자신의 건강에만 손해가 되기 때문입니다. 따라서 다른 사람을 용서하는 것이 최고의 명약이 될 수 있습니다. 또 용서를 받는 일도 병을 회복하는 데 도움이 됩니다. 어느 정신과 의사는 정신과 치료를 받고 있는 암 환자의 반 정도가 그들이 진정으로 용서 받았다는 것을 깨달으면 퇴원해도 되는 환자들이라고 말했습니다. 용서를 받는 것이 암 환자들의 정신 건강에 얼마나 중요한지를 단적으로 보여주는 예입니다.

성경에 의하면 다윗 왕은 자신의 죄를 숨기고 난 후 "뼈가 쇠하였다"고 말했다고 합니다. 최근 늘어나고 있는 용서 치료의 연구 결과들은 용서 받지 못한 감정이 뼈가 상할 정도로 인체에 해롭다는 다윗의 말을 지지하고 있습니다.

> 어찌하여 형제의 눈 속에 있는 티는 보고 눈 속에 있는 들보는 깨닫지 못하느냐
>
> ··· 마태복음 7장 3절

사람은 자신이 가지고 있는 판자(들보)만 한 잘못은 보지 못하면서 남의 티만 한 잘못을 바라보며 욕하기 쉽습니다. 하지만 자신을 포함한 모든 사람은 완벽하지 않기 때문에 용서하고 용서 받아야 하는 존재라는 것을 기억해야 합니다. 그런데도 용서하고 싶은 마음이 들지 않는다면 아래와 같은 성경말씀을 되새겨보아야 합니다.

> 너희가 사람의 잘못을 용서하면 너희 하늘 아버지께서도 너희 잘못을 용서하시려니와 너희가 사람의 잘못을 용서하지 아니하면 너희 아버지께서도 너희 잘못을 용서하지 아니하시리라
>
> ··· 마태복음 6장 14~15절

누군가를 용서해야 하는 이유는 우리가 예수님께 이미 용서 받았기

때문입니다. 다른 사람이 용서되지 않을 때 우리가 그들을 용서하지 않으면 우리도 용서 받지 못할 수 있다는 사실을 기억해야 합니다. 이것은 자신은 잘못한 것이 없다는 교만한 생각에서 벗어나게 합니다.

그렇다면 몇 번이나 용서해야 할까요? 예수님은 일곱 번의 잘못을 70번, 총 490번까지라도 용서하라고 말씀하십니다. 이 말씀은 490번만 용서하라는 의미가 아닙니다. 셀 수 없을 만큼 계속해서 용서하라는 의미입니다. 또 하나님께서는 우리에게 악을 미워하되, 악에 대한 심판은 당신께 맡기라고 말씀하십니다. 이렇듯 하나님께 맡기는 것이 바로 용서하는 방법입니다. 이는 하나님께서 반드시 악을 심판하실 것이고 하나님의 심판은 항상 옳다는 확신이 있을 때 의미가 있습니다.

> 내 사랑하는 자들아 너희가 친히 원수를 갚지 말고 진노하심에 맡기라 기록되었으되 원수 갚는 것이 내게 있으니 내가 갚으리라고 주께서 말씀하시니라
>
> ⋯ 로마서 12장 19절

나아가 용서를 통해 원수를 사랑함으로써 원수가 진정한 하나님의 사랑을 경험할 수 있도록 해야 합니다.

> 악에게 지지 말고 선으로 악을 이기라
>
> ⋯ 로마서 12장 21절

저에게도 인생의 바닥을 맛보게 한 친구가 있었습니다. 그런데 성경말씀이 마음속에 자리 잡고 있어서였는지 저는 그 친구가 왠지 밉지 않았습니다. 이것을 본 주변 사람들은 바보냐며 왜 복수하지 않느냐고 물었습니다. 그래서 '진짜 당하고만 있는 것은 바보짓이지 않을까?'라는 고민 끝에 그 친구를 미워하고 화도 내야겠다고 결심했습니다. 그런데 그 친구를 미워하려는 마음을 먹자 정신적 스트레스가 너무 심해져 몸까지 아파왔습니다. 그때 저는 다른 사람을 용서하는 일은 그 사람이 아닌 바로 나 자신을 위한 것이라는 진리를 깨달았습니다.

하나님께서는 우리의 마음과 몸이 다치는 것을 원하지 않으시기 때문에 원수를 미워하지 말고 용서하고 사랑하라는 말씀을 주신 것입니다.

> 용서는 너를 지배하는 것으로부터 네 자신을 해방시키는 일이다. 용서는 그 사람을 하나님께 놓아주고 하나님으로 하여금 그를 속죄하게 한다는 의미다.
> ⋯ 윌리엄 폴 영William Paul Young

> 너희 원수를 사랑하며 너희를 핍박하는 자를 위하여 기도하라
> ⋯ 마태복음 5장 44절

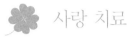

사랑 치료

Q53 암 환자에게 사랑을 표현하는 방법은 무엇입니까?

A53 사랑을 표현하는 가장 좋은 방법은 함께 시간을 보내는 것입니다.

《목적이 이끄는 삶》에 의하면 죽음을 앞둔 사람은 "왕년에 받았던 상장을 가져와줘", "졸업장을 가져와줘"라고 말하지 않는다고 합니다. 이 땅을 떠날 때 그들이 제일 곁에 두고 싶어 한 것은 사랑을 나누었던 사람들이었다고 합니다.

암 환자에게 있어서도 가장 중요하고 필요한 것은 사랑입니다. 사랑하는 사람에게 사랑을 표현하는 최고의 방법은 함께 시간을 보내는 것입니다. 굳이 환자에게 무언가 거창한 것을 해주어야 한다는 부담을 갖지 않아도 됩니다. 그저 환자의 곁에 함께 머물러주는 것만으로도 충분합니다.

이렇듯 우리를 온전하게 하는 것은 사랑입니다. 하나님은 사랑이십니다. 성경은 사랑을 수많은 감정들 중 하나로 여기지 말고 "너희의 최고 목표가 되게 하라"고 말합니다. 또 예수님께서는 "새 계명을 너희에게 주노니 서로 사랑하라. 내가 너희를 사랑한 것 같이 너희도 서로 사랑하라"고 말씀하셨습니다.

그런데 암을 치유하다 보면 서로를 사랑하는 마음이 있음에도 불구하고 제대로 사랑을 표현하지 못하거나 잘못 표현하는 경우가 많습니다. 환자와 가족들은 성경에서 말하는 대로 사랑할 수 있어야 합니다. 그것은 "오래 참음, 자기 유익을 구하지 아니함, 성내지 아니함"입니다.

믿음, 소망, 사랑, 이 세 가지는 항상 있을 것인데 그중에 제일은 사랑이라

··· 고린도전서 13장 13절

터치 치료

Q54 터치는 암 치유에 어떻게 도움이 되나요?

A54 터치는 암 환자의 통증을 감소시키는 데 도움이 됩니다. 또한 면역력을 높여주기도 합니다.

어느 외국 신문에 '생명을 구하는 포옹'이라는 제목과 함께 조그만 사진이 하나 실렸습니다. 사진의 주인공은 1995년 10월 17일, 매사추세츠 메모리얼 병원에서 미숙아로 태어난 카이리Kyrie와 브리엘Brielle Jackson이라는 쌍둥이입니다. 이 쌍둥이가 태어났을 때 의사들은 먼저 태어난 아이는 괜찮지만 나중에 태어난 아이는 심장이 약해 곧 죽을 것이라고 말했습니다. 그런데 두 아이를 한 인큐베이터 속에 나란히 뉘어놓았더니 건강한 형이 팔을 뻗어 아픈 동생을 감싸 안았습니다. 그러자 옆에 있던 동생의 심장이 서서히 안정을 되찾기 시작했습니다.

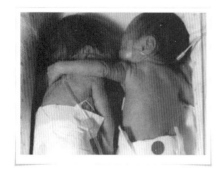

동생은 조금씩 나아졌고 얼마 지나지 않아 완전히 회복되어 지금은 무럭무럭 잘 자라고 있습니다.

터치에는 면역력을 높이는 효과가 있습니다. 그래서인지 '터치touch'라는 영단어에는 '치료healing'라는 의미가 있기도 합니다. 쌍둥이 형의 터치가 쌍둥이 동생을 살릴 수 있었던 이유도 터치를 통한 심리적 교감이 스트레스 호르몬을 줄이고 면역력을 높였기 때문입니다. 또 한 가지 놀라운 사실은 통증과 쾌감이 뇌까지 연결되는 통로가 같다는 것입니다. 따라서 통증이 느껴질 때 마사지를 해주면 쾌감이 뇌에 먼저 도달되고 뇌가 연결통로를 막아버려서 통증이 뇌에 전달되지 않습니다. 통증을 느끼지 않게 할 수 있는 것입니다.

암 환자들이 겪는 가장 큰 고통 중 하나는 혼자서 아픔을 감당해야 한다는 고립감입니다. 환자들은 아무도 내 심정을 이해해주지 못할 것이라는 외로움과 함께 자신이 가족들에게 짐이 되지 않을까 하는 두려움을 갖습니다. 이 외로움과 두려움을 단번에 없애줄 수 있는 것이 바로 터치입니다. 터치가 익숙하지 않아 어색한 경우에도 많은 말이 필요하지 않습니다. 말없이 손을 잡아주는 것만으로도 환자는 큰 위로를 받기 때문입니다.

암 환자와 가족에게 꼭 하루에 한 번 이상 행하라고 권하고 싶은 것이 있습니다. 바로 '아브라자메Abrazame'입니다. 아브라자메는 스페인어로 '안아주세요'라는 뜻입니다. 이러한 포옹은 서로의 체온을 통해 사랑을 전할 수 있는 방법입니다. 힘들어 하는 환자에게 혼자가 아니라는 것을 확인시켜 주고 싶을 때, "아브라자메" 하며 먼저 꼭 껴안아줘 보세요. 매일매일 환자에게 하루를 살아갈 수 있는 힘을 줄 것입니다.

> 예수께서 손을 내밀어 그(나병환자)에게 대시며 이르시되 내가 원하노니 깨끗함을 받으라 하시니 즉시 그의 나병이 깨끗하여 진지라
>
> ··· 마태복음 8장 3절

 긍정 치료

Q55 암 치유에 있어 긍정적인 생각이 왜 중요한가요?

A55 암을 치유하는 동안 긍정적인 생각을 갖는 것은 아주 중요합니다. 부정적인 생각이 암 치유를 방해하기 때문입니다.

미국 인디언족인 체로키 부족에게는 '손자에게 인생의 원칙을 가르치는 지혜로운 할아버지'의 이야기가 전해 내려옵니다.

"얘야, 사람 안에는 두 마리의 늑대가 있단다. 한 마리는 분노, 질투,

불용, 교만함으로 똘똘 뭉쳐 있는 반면 다른 한 마리는 사랑, 친절, 겸손, 온유, 용서의 특징을 가지고 있지. 이 두 마리 늑대는 사람 마음속에서 늘 싸우고 있어."

손자가 잠시 생각하다가 물었습니다.

"할아버지, 어느 늑대가 이기나요?"

할아버지가 웃으며 말했습니다.

"그야 네가 먹이를 주는 늑대지."

이 이야기에서도 알 수 있듯 우리들 마음속에는 긍정적인 생각과 부정적인 생각이 함께 있습니다. 어느 생각을 가질지는 우리의 선택에 달려 있음을 기억해야 합니다.

옛날 어느 마을에 한 노인이 있었습니다. 그 노인은 옆 동네에서 여행을 하고 이 마을로 막 들어온 한 젊은이에게 그 동네는 어땠느냐고 물어보았습니다. 그 젊은이는 거리도 지저분하고 사람들도 불친절했다고 이야기했습니다. 그러자 노인은 한마디를 남겼습니다.

"자네는 이 동네에서도 그렇게 느낄 것이고 그런 사람들을 만날 것이네."

이번에는 또 다른 젊은이가 옆 동네에서의 여행을 마치고 이 마을 입구로 들어서고 있었습니다. 노인은 같은 질문을 했습니다. 그러자 젊은이는 마을도 아름다웠고 너무도 친절한 사람들을 만났다고 대답했습니다. 그러자 노인은 이번에도 한마디를 남겼습니다.

"자네는 이 동네에서도 그렇게 느낄 것이고 그런 사람들을 만날 것이네."

이 이야기는 여행에 있어 여행지나 만나는 사람들도 중요하겠지만 여행자의 마음가짐이 무엇보다도 중요하다는 것을 전하고 있습니다. 같은 곳을 여행하더라도 마음가짐에 따라 보고 듣고 느끼는 것이 서로 다르게 됩니다.

마찬가지로 어떠한 마음가짐을 가지고 있느냐에 따라서 암을 치유하는 동안의 생활이 상당히 다르게 나타날 것입니다. '생각하는 대로 살지 않으면 사는 대로 생각하게 된다'는 말이 있습니다. 따라서 환자와 가족은 암을 치유하기 전에 무조건 긍정적인 생각을 가져야 합니다. 긍정적인 생각으로 방비하고 있지 않으면 통증과 두려움이 너무나도 쉽게 환자와 가족의 마음을 점령해버릴 것입니다.

또한 긍정적인 사고방식에 대해 이야기할 때 빠지지 않고 언급되는 것이 '플라세보 효과'입니다. 플라세보는 실제로는 생리 작용이 없는 물질로 만든 약을 일컫습니다. 그런데 하버드대학의 허버트 벤슨Herbert Benson 박사는 플라세보(위약)가 관련되지 않은 질병에 90%까지 이로운 결과를 보인다고 발표했습니다. 질병에 대한 우리 몸의 반응은 모두 뇌에서 조절되는데 플라세보가 뇌를 설득시킴으로써 우리 몸에 영향을 미치는 것이 그 이유라면서 말입니다. 쉽게 말해 약에 효과가 있을 것이라고 믿는 환자는 편안하고 긍정적인 마음가짐을 갖게 되고, 그 마음가짐이 치료에 영향을 미치는 것입니다.

마음의 즐거움은 양약이라도 심령의 근심은 뼈로 마르게 하
느니라

··· 잠언 17장 22절

 감사 치료

Q56 암을 치유할 때 왜 감사하는 마음이 중요한가요?

A56 주어진 상황에 감사할 줄 아는 마음은 면역세포의 회복을 돕습니다.
또한 긍정적인 마음으로 꾸준히 치유를 받을 수 있게 하는 아주 중요한 자
세입니다.

우리는 늘 '그러함에도 감사하다'는 마음을 갖고 있어야 합니다. 《천
국보다 높은 곳》에는 다음과 같은 일화가 나옵니다.

하나님께 늘 감사드릴 줄 아는 나이 든 부인이 있었는데 어느 날 길
에서 강도를 만나 가방을 도둑맞았습니다. 그날 저녁, 그녀는 가족들
에게 말했습니다.

"나는 오늘 하나님께 감사드릴 것이 네 가지가 있단다.

첫째, 이전까지 나는 강도를 만난 적이 없다.

둘째, 내 지갑은 도둑맞았지만 목숨은 잃지 않았다.

셋째, 지갑에 그리 많은 돈이 들어 있던 것은 아니다.

넷째, 남이 내게 강도질을 한 것이지, 내가 강도질을 한 것이 아니다.”

미국 심리학자들은 오랜 연구 끝에 ‘감사가 몸에 미치는 긍정적인 영향’을 과학적으로 증명해냈습니다. 감사하는 마음을 가지면 뇌 좌측의 전전두피질가 활성화되어 스트레스를 완화시켜 주고 행복하게 해줍니다. 심리학자들은 이것이 ‘reset해설정’ 버튼을 누르는 것과 같은 효과라고 설명했습니다. 즉, 기분이 안 좋은 일이 있을 때 감사할 일을 찾고 생각하면 뇌가 다시 기분 좋은 상태로 돌아간다는 것입니다.

또한 미국 마이애미대 심리학 교수 마이클 맥클로우도 “감사는 두려움 없애고 적극적이며 열정적으로 다른 사람과의 교감을 활발하게 해줄 뿐만 아니라, 마치 승리에 도취된 것과 같은 기분을 만들어 행복지수도 높인다”고 말했습니다.

이처럼 감사의 마음은 몸에 좋은 호르몬을 분비하게 함으로써 면역체계의 회복을 돕기 때문에 암 치유에 도움이 됩니다.

범사에 감사하라 이것이 그리스도 예수 안에서 너희를 향하신 하나님의 뜻이니라

··· 데살로니가전서 5장 18절

웃음 치료

Q57 웃음이 암 치유에 어떻게 도움이 되나요?

A57 〈웃으면 복이 와요〉라는 코미디 프로그램도 있었던 것처럼 웃음은 풍부한 산소를 공급하고, 내부 장기가 운동하게 하고, 면역력을 높이는 호르몬을 분비하게 합니다.

미국 인디애나 주 볼 메모리얼 병원은 하루에 15초씩 웃으면 수명이 이틀 더 연장된다는 연구결과를 발표했습니다. 리 버크Lee Berk, 스탠리 탠Stanley Tan 교수가 한 시간 동안 피실험자 60명에게 코미디 비디오를 보여주고 한바탕 웃게 한 후 혈액을 채취한 결과 면역체계를 작동시키는 T-세포가 활성화될 수 있도록 하는 감마인터페론이 그 전보다 200배 이상 증가했던 것입니다. 이 연구는 웃음이 신체에 어떤 변화를 일으키는지 잘 보여주고 있습니다.

또한 우리의 몸은 무의식적으로 각 기분에 따른 호르몬을 분비합니다. 웃으면 교감신경이 행복호르몬인 엔도르핀을 분비시킵니다. 엔도르핀은 진통제 작용을 하고 인체의 면역기능을 높여 암세포를 죽이는 자연살해세포NK세포를 만들어내기도 합니다. 반면 불쾌하거나 분노할 경우에는 교감신경이 아드레날린을 분출시킵니다. 이 호르몬은 염증이나 암을 유발시킵니다.

암 전문 병원에서 6개월 생존이 어려운 말기 암 환자들을 대상으로 항암 치료와 더불어 웃음치료를 실시한 결과 전체의 80%에 해당하는 이들이 2~3년 이상을 더 살았다는 사실은 위의 주장을 뒷받침하는 근거가 됩니다.

웃음에 관한 좋은 정보가 하나 더 있는데 그것은 일부러 웃을 때도 정말로 행복해서 웃을 때와 동일한 효과가 나타난다는 사실입니다. 뇌와 관련된 이론에서는 우리가 어떠한 자극을 받았을 때 몸이나 세포가 먼저 무의식적으로 반응하고 뇌는 뒤늦게 인식한다고 설명합니다. 즉 웃고 있기 때문에 뒤늦게 뇌에서 행복하다고 느끼기도 하는 것입니다. '웃으면 복이 와요'라는 말에 일리가 있음을 알 수 있습니다. 또한 일부러라도 "하하하" 하고 소리를 내어 크게 웃으면 산소도 더 많이 흡입되고 몸속의 장기들도 운동이 되는 효과를 얻습니다. 따라서 암을 치유하기 위해 언제나 박장대소拍掌大笑하며 웃는 것이 좋습니다.

주안에서 항상 기뻐하라 내가 다시 말하노니 기뻐하라
··· 빌립보서 4장 4절

울음 치료
Q58 울음이 암 치유에 어떻게 도움이 되나요?
A58 울음은 몸속의 스트레스 호르몬을 몸 밖으로 배출하게 하고 응어리진 마음을 풀어주는 정화작용을 합니다.

현대인은 우는 데 인색한 사회를 살아가고 있습니다. 특히 남자의 경우에는 '남자는 평생 세 번만 우는 것이다'라는 말이 있을 정도로 울 수 있는 기회를 차단당해 왔습니다. 하지만 '울고 싶을 때 울지 않으면 장기가 울게 된다'는 말이 있는 것처럼 마음속에 응어리진 감정을 계속 그대로 담아두면 병이 됩니다.

　　암 치유의 권위자인 이병욱 박사는 수많은 암 환자들을 접하면서 "암은 사연이 있는 사람들의 병"이라고 말했습니다. 대부분의 암 환자들이 암에 걸리기 2~3년 전, 길게는 5년 전에 과도한 스트레스를 받은 적이 있다는 것입니다.

　　울음 치료는 이러한 암 환자의 마음에 있는 응어리를 풀고 감정을 정화시키는 데 도움이 됩니다. 카타르시스를 경험하게 하는 것입니다. 또 스트레스 호르몬을 몸 밖으로 배출하게 합니다. 눈물을 흘릴 때는 모세혈관이 확장되어 잠시 혈압이 올라가지만 그 뒤에는 오히려 혈압이 내려가고 마음이 홀가분해지기 때문입니다. 실제로 일본 토호대학교 의과대학의 아리타 히데호有田秀穗 교수는 뇌파, 안구 운동, 심전도 변화의 관찰을 통해 눈물을 흘리는 순간에는 스트레스가 극에 달하지만 눈물을 흘린 직후에는 평상심의 상태로 돌아간다는 연구 결과를 발표했습니다. 무엇보다도 이 박사가 암 환자들을 대상으로 일주일에 9~10회 정도 울음 치료를 실시해본 결과 6개월밖에 남지 않았다는 선고를 받은 말기 암 환자가 3년 넘게 생명을 유지하기도 한 사실은 위의 주장에 더욱 힘을 실어줍니다.

그래서 영국의 정신과 의사 헨리 모슬리가 눈물을 "신이 인간에게 선물한 치유의 물"이라 말했나 봅니다.

> 내가 네 기도를 들었고 네 눈물을 보았노라
>
> ⋯ **열왕기하 20장 5절**

 봉사 치료

Q59 봉사와 암 치유에는 어떤 관계가 있나요?

A59 봉사를 하면 암 환자가 자신의 삶을 가치 있게 느낄 수 있습니다. 또한 면역력이 높아지기도 합니다.

다른 사람을 위한 봉사는 암 환자 자신을 위한 일이기도 합니다. 봉사를 통해 자신의 존재 가치를 느낌으로써 암 치유에 더욱 적극적인 자세로 임하게 되기 때문입니다. 또한 봉사를 통해 얻는 만족감은 면역력을 향상시키는 데도 도움을 줍니다. 이를 입증하는 것이 '테레사 효과'입니다.

'테레사 효과'란 남을 돕는 활동을 통하여 일어나는 정신적, 신체적, 사회적 변화로, 하버드대학의 데이비드 맥클랜드David McClelland 박사가 피실험자들에게 봉사활동 이야기인 〈마더 테레사의 일생〉이라는 비디오를 보여준 뒤 그들의 면역 물질의 양을 측정한 연구입니다. 놀랍게도 비디오를 본 사람들의 면역력은 일반인들보다 50% 정도 높게 나타났습니다. 이 연구는 봉사를 통한 베풂과 나눔이 암 치유에 좋은 치료제일 수 있음을 입증합니다.

네 이웃을 네 몸과 같이 사랑하라

… 마태복음 19장 19절

 ## 미술 치료

Q60 미술이 어떻게 암 치유에 도움을 줄 수 있나요?

A60 미술 치료는 미술을 통해 환자의 마음을 자연스럽게 드러나게 함으로써 내면을 치유하는 데 도움을 줍니다.

미술 치료는 미술 활동을 통해 암 환자가 미처 말로 표현하지 못한 마음속의 느낌과 감정들을 자연스럽게 표현할 수 있게 도와줍니다. 미술 치료를 하는 동안 환자는 심지어 본인도 미처 깨닫지 못한 깊숙한 내면을 드러내 보입니다. 이는 환자가 자신의 마음을 정리할 수 있게끔 함으로써 편안한 마음을 갖게 합니다.

일반적으로 미술에 뛰어나지 않은 사람들은 미술 치료를 어려운 것으로 여깁니다. 하지만 미술 치료에 활용되는 활동들은 쉬워서 누구

나 참여할 수 있습니다. 또
한 암 환자뿐만 아니라 가족
에게도 필요합니다. 환자와
가족이 서로 진실한 대화를
할 수 있도록 도와주기도 하
기 때문입니다.

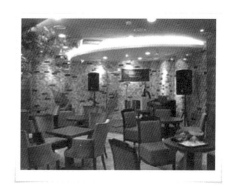
사랑의 쉼터

　이러한 미술 치료는 암 전
문 병원이나 암 관련 기관에
서 실시하고 있습니다. 그중에서도 특히 서울 사랑의교회의 호스피스
완화의료 서비스 전문 사역자 박남규 목사가 암 환자들을 위해 마련한
'사랑의 쉼터'에서의 미술 치료를 추천하고 싶습니다. 이곳에서 판매
되는 차와 음료의 수익은 암 전문센터 건립에 사용된다는 점에서 더욱
의미가 있기 때문입니다.

　암에 대한 정보를 찾기 위해 가장 먼저 찾아간 곳은 사랑의교회의 '
호스피스완화의료 서비스 교육' 현장이었습니다. 마침 갔던 날의 교육
내용은 미술 치료였습니다. 처음에는 '어린애도 아니고 무슨 미술 치
료람?'이라고 생각하며 실망했습니다. 그런데 사랑하는 사람에게 선
물할 연필통을 만들면서 나도 모르게 마음속 상처를 작품에 드러내는
것을 발견했습니다.

　여동생이 스물여덟 살의 젊은 나이에 먼저 떠난 것은 상처가 되지 않

았습니다. 암에 걸려서까지도 하나님께 강퍅했던 동생의 영혼을 하나님께서는 당신의 방법으로 구원해주셨기 때문입니다. 하지만 작품 발표 시간에 연필통에 표현된 하나하나가 가지는 의미를 설명하는 동안 괜찮다며 미처 치유하지 못한 슬픔을 직면하게 되면서, 말을 잇지 못하고 한참을 울고 말았습니다. 한참을 울고 나니 미술 치료로 내 안의 슬픔을 발견할 수 있고 치료할 수 있다는 것을 실감했습니다.

> 아비가 자식을 불쌍히 여김 같이 여호와께서 자기를 경외하는 자를 불쌍히 여기시나니 그가 우리의 체질을 아시며 우리가 단지 먼지뿐임을 기억하심이로다
>
> … 시편 103편 13~14절

 음악 치료

Q61 음악은 암 치유에 어떻게 도움이 되나요?

A61 자신의 감정을 표현하고, 이해하고, 위로 받고, 격려 받는 데 음악이 도움이 됩니다. 또한 음악 치료에 암 환자와 가족이 함께 참여하면 서로 이해하고 화합하는 것에 도움이 됩니다.

음악 치료는 음악으로 암 환자의 정서적인 치유를 도움으로써 육체적인 치유에도 도움을 줍니다. 이러한 음악 치료의 대상자는 암 환자

뿐만 아니라 가족이 될 수도 있습니다. 환자와 가족이 함께 참여하면 가족이 소통하고 공감하는 데 도움이 되기 때문입니다.

실제 음악 치료에 들어가면 노래를 따라 부르거나 악기를 연주하는 과정이 진행됩니다. 악기를 연주할 줄 모르더라도 괜찮습니다. 단지 타악기를 마구 두들기는 것만으로도 분노를 표출하고 스트레스를 해소할 수 있기 때문입니다. 그런데 환자가 몸을 가눌 수 없어 악기를 연주할 수조차 없다면 좋아하는 노래를 들려주면 됩니다. 그것만으로도 환자는 큰 위로를 받습니다.

음악 치료를 하는 데 있어 중요한 것은 두 가지입니다.

첫째는 암 환자가 좋아하는 음악을 선택해야 한다는 것입니다. 음악을 선택할 때는 반드시 환자가 중심이 되어야 합니다. 환자가 좋아하는 음악을 사용할 때 가장 쉽게 반응을 끌어낼 수 있기 때문입니다.

둘째는 긍정적인 메시지를 담은 가사와 마음을 편안하게 해주는 멜로디를 선택해야 한다는 것입니다. 이러한 의미에서 찬송이나 CCM을 추천합니다. 이 음악은 믿음, 소망, 사랑, 용서, 치유에 관한 내용이라서 환자가 긍정적 정서를 형성하는 데 도움이 되기 때문입니다. 또 가사에 환자의 이름을 넣는 등의 수정을 통해 환자의 참여를 더욱 이끌어낼 수 있습니다. 멜로디 역시 누구나 쉽게 따라 할 수 있도록 되어 있는 것이 대부분입니다.

유행가 중에는 이별에 관한 가사도 있고 흥분하게 만드는 멜로디도 있어 가능하면 삼가는 것이 좋습니다. 하지만 환자가 특별히 좋아하는 유행가가 있다면 그 노래를 선택하는 것이 가장 도움이 되기도 합니다.

암 환자가 세상을 떠날 때 가장 마지막까지 남아 있는 능력은 청력입니다. 환자가 좋아하는 음악이 무엇인지 알고 들려주는 일은 환자를 행복하게 해줄 것입니다.

나팔 소리로 찬양하며 비파와 수금으로 찬양할지어다
··· 시편 150장 3절

 글쓰기 치료

Q62 글쓰기가 암 치유에 어떻게 도움이 되나요?
A62 암 환자가 글로 자신의 생각을 표현하면 마음이 정리되고 평안해지는 것을 느낄 수 있습니다.

유명한 가톨릭 사제이자 작가인 헨리 나우웬Henri Nouwen은 "나에게 글쓰기는 여러 생각과 감정에 집중해 의미를 명확하게 발견하는 데 필요한 힘 있는 수단이다. 일단 펜을 들고 종이에 글자를 한두 시간 적다 보면 마음속에 평안과 조화가 찾아온다"고 말했습니다.

이처럼 글쓰기는 암 환자 스스로가 자신의 마음을 들여다보고 표현하게 함으로써 정서적 평안함을 가질 수 있게 합니다. 또한 환자와 가족이 더 깊고 원활하게 소통할 수 있게 해줍니다. 무엇보다도 글 모음집은 받는 이에게 두고두고 간직할 소중한 선물이 될 수도 있습니다.

사랑, 감사, 소망 등의 감정을 글로 남기세요. 특히 사랑하는 사람들에게 편지로 마음을 고백하는 일은 자신과 상대를 모두 행복하게 해줄 것입니다.

우리 가족은 여동생을 얼마나 많이 사랑하는지 몸소 보여주었습니다. 그래서 정말 후회스러운 것은 (살아 있는 자들의 욕심이겠지만) 표현하지 못한 사랑이 아니라 여동생이 가족을 사랑한다는 메시지를 남길 수 있게 돕지 못했다는 것입니다. 여동생은 글쓰기를 별로 좋아하지 않았습니다. 저 역시 글쓰기의 중요성을 미처 알지 못해 조카에게 하고픈 말을 남길 수 있도록 돕지 못한 것이 많이 안타까웠습니다.

이처럼 글쓰기는 암 환자에게만 필요한 것이 아닙니다. 사랑하는 사람과의 사별을 경험할 가족에게도 글쓰기를 통한 치유가 필요합니다. 그 힘들다는 암 치유를 밝게 해온 저조차도 그녀를 더 이상 볼 수 없다는 상실감에 이렇게 허우적대는데, 다른 가족들의 상실감과 슬픔은 더할 것이라는 생각이 들었습니다. 지금 제가 이 책을 쓰는 것은 상처 받은 제 마음을 위로하기 위해 하나님께서 허락하신 은혜임을 고백합니다.

저는 이 책을 쓰고 있는 3개월 동안 여동생이 암을 치유할 때 하나님께서 허락하신 은혜보다 더 큰 은혜를 받고 있습니다. 지성 치료, 감성 치료, 영성 치료에 관련된 정보를 공부하고 정리하면서 아무것도 모르던 저에게 너무나도 세심하게 간섭해주셨던 하나님의 도움의 손길을 다시금 깨닫고 있습니다. 그리고 이렇게 남겨지는 글들이 어느 곳에선가 힘들어 하고 있을 암 환자와 가족들에게 힘이 될 것을 생각하니 큰 위로가 됩니다. 무엇보다도 이 책을 통해 예수님을 알게 되어 복음을 받아들일 한 명 한 명과 그로 인해 변화될 가정을 생각하니 하나의 밀알이 된 여동생의 죽음을 헛되게 하지 않았다는 보람이 느껴집니다.

> 이 율법책을 네 입에서 떠나지 말게 하며, 주야로 그것을 묵상하여 그 안에 기록된 대로 다 지켜 행하라 그리하면 네 길이 평탄하게 될 것이며 네가 형통하리라
>
> … 여호수아 1장 8절

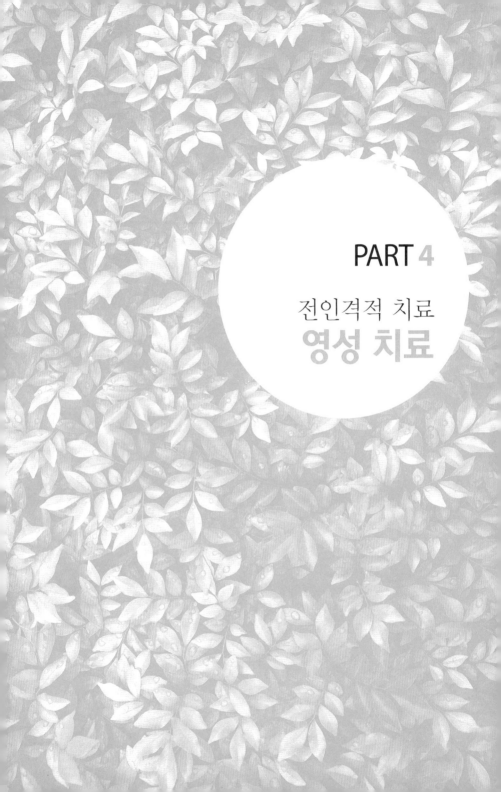

PART 4

전인격적 치료
영성 치료

영혼의 무게 '21그램'

사람이 죽는 순간에 21그램이 줄어든다고 한다. 누구나 다.
— 〈21 그램〉 중에서

1900년에 덩컨 맥두걸이라는 의사는 영혼의 무게를 재는 실험을 했습니다. 곧 임종을 앞둔 결핵환자의 무게를 미리 측정하는 것이 그 내용이었습니다. 모두들 말도 안되는 실험이라고 여겼지만 놀랍게도 환자가 죽는 순간 저울 눈금은 0.75온스(약 21그램)만큼 줄었습니다. 이 이야기는 이색 실험 모음 책인 〈위험한 호기심Elephants on Acid〉에 수록되어 있습니다. 숀 펜Sean Penn 주연의 영화 〈21 그램21 Grams〉에서 21그램도 영혼의 무게를 의미합니다.

이처럼 사람에게는 육체와 정신뿐만 아니라 영혼이라는 것이 있습니다. 따라서 암을 궁극적으로 치료하기 위해서는 육체를 치료하는 지성 치료, 정신을 치료하는 감성 치료 외에도, 영혼을 치료하는 영성 치료가 필요합니다. 전인격적인 치유를 해야 하는 것입니다. 이미 많은 의사들도 물리적 치료의 한계를 인정하고 있습니다. 아무리 육체와 정신을 달래더라도 죽음이라는 것은, 영적으로는 무력감과 공포감을 일으켜 암 치유에 방해를 할 수도 있습니다. 이때 영성 치료는 환자뿐만 아니라 가족에게도 막연한 '죽음'으로부터의 무력감이나 공포감을 없애는 것에 도움을 줄 수 있습니다.

신앙에
관하여
알아보기

신앙의 필요성

Q63 신앙이 암 치유에 도움이 될까요?

A63 신앙을 가진 사람은 믿음을 통해 절대자로부터 차원이 다른 힘을 얻습니다. 또한 신앙은 영적인 면역체계를 강하게 함으로써 놀라운 치유 효과를 나타내게 합니다.

플라세보 효과란 앞에서도 이야기했듯 약효가 전혀 없는 약을 진짜 치료약인 줄 알게 하고 환자에게 먹였을 때 환자의 병세가 호전되는 효과를 말합니다. 실제로 효능이 없음에도 불구하고 효능이 있다고 믿는 마음 때문에 정말로 몸이 좋아지는 것입니다. 가짜에 대한 믿음의 힘도 이렇게 놀라운데 실제 절대자에게 믿음을 구할 때의 힘은 얼마나 대단할까요?

《생애 마지막 사랑 수업Final Conversations》의 저자 모린 킬리Maureen P. Keeley와 줄리 잉링Julie M. Yingling은 암에 걸렸을 때 가까운 사람의 죽음을 경험한 82명의 사람들을 인터뷰했습니다. 이들 중 70%는 두려움을 이겨내는 데 신앙이 도움이 된다며 다음과 같이 대답했습니다.

> "암에 걸리고 나서 하나님께 모든 것을 맡기고 마음을 편하게 가졌더니, 암이 말끔히 사라졌어요."

지금도 우리 주변에는 이와 같은 믿기지 않을 놀라운 일들이 많이 일어나고 있습니다. 따라서 암을 잘 치유하기 위해서는 신앙을 가지는 것이 좋습니다.

Godisnowhere!

위의 영어가 어떻게 보이시나요? 같은 글자라도 하나님을 믿느냐, 믿지 않느냐에 따라 뜻을 다르게 받아들일 것입니다. 하나님을 믿는 자에게는 'God is now here!', '하나님께서 지금 나와 함께 계십니다'로 보일 테고, 하나님을 믿지 않는 자에게는 'God is no where!', '하나님은 어디에도 없습니다'로 보일 것입니다. 단순한 사실 자체가 아닌, 어떻게 믿고 느끼느냐에 따라 결과가 달라지는 것이 문제입니다. 암 환자의 경우에도 마찬가지입니다.

이때 또 하나 중요한 것이 있습니다. 하나님께서는 형식이 아닌 마음을 보신다는 것입니다. 어느 농촌에 비가 오지 않자 마을 사람들이 교회에 모여서 비를 내려주시기를 기도했습니다. 그런데 기도회에 온 사람들 중에서 한 아이만 비가 내릴 것을 믿고 우산을 준비했습니다. 하나님께서 원하시는 것은 바로 이 어린아이와 같은 믿음을 가진 신앙인입니다.

처음 하나님의 형상대로 창조된 인간은 건강했습니다. 하지만 아담이 타락한 후의 인간은 영육의 조화와 균형이 깨진 존재가 되었습니다. 그 이후로 인간의 내면은 고요하고 평안한 적이 없었습니다. 마음과 육체가 조화를 이루지 못하고 온갖 신체적 질병이 유발된 것입니다. 그에 따라 죽음도 두 가지로 나뉘었습니다. 생물학적인 죽음과 성경이 말하는 영적 죽음이 그것입니다. 선악과를 먹은 아담의 영은 그 즉시 죽었기 때문에 아담 이후에 태어난 모든 인간은 영적으로 죽은 자들입니다. 영원한 것에 비하면 한 달 뒤에 죽을 자나 천 년을 사는 자나 산다 해도 죽은 자인 것은 마찬가지입니다. 단지 장수와 요절의 차이만 있을 뿐입니다.

제자 중에 또 하나가 가로되 주여 나로 먼저 가서 내 부친을

장사하게 허락하옵소서 예수께서 가라사대 죽은 자들로 저
희 죽은 자를 장사하게 하고 너는 나를 좇으라 하시니라

… 마태복음 8장 21~22절

회당장의 집에 함께 가사 훤화함과 사람들의 울며 심히 통
곡함을 보시고 들어가서 저희에게 이르시되 너희가 어찌하
여 훤화하며 우느냐 이 아이(나사로)가 죽은 것이 아니라 잔
다 하시니

… 마가복음 5장 38~39절

그렇기 때문에 과학은 현상을 분석할 수는 있지만 인간과 삶, 질병,
죽음에 대한 명확하고 합리적인 해답을 제시해주지는 못 합니다. 블레
즈 파스칼Blaise Pascal 역시 "우리는 오직 예수그리스도를 통해서만 삶과
죽음을 알게 된다"고 말했습니다. 따라서 우리는 파스칼이 말한 것처
럼 성경으로 관심을 돌려야 합니다.

인간을 살리는 것은 복음입니다. 복음이란 예수님이 십자가에 못 박
혀서 우리 죄를 없애주셨다는 것을 믿음으로써 영생을 얻는 것을 말합
니다. 성경에서 말하는 예수님의 치료는 영혼이 영원히 사는 새 생명
을 줌으로써 육신의 건강까지 회복시키는 것입니다.

진실로 진실로 내가 너희에게 이르노니, 내 말을 듣고, 또 나를 보내신 분을 믿는 자에게는 영존하는 생명이 있고, 또 그는 정죄에 이르지 아니하리니 사망에서 생명으로 옮기겠느니라

··· 요한복음 5장 24절

불신자 가정에서 크리스천 가정으로

저의 직장과 출석하는 교회는 모두 서울에 있었습니다. 그런데 주말에 부모님이 사시는 수원에 내려갔다 해도, 일요일 오전이면 어김없이 서울에 올라와 교회를 갔습니다. 믿지 않는 가정에서 혼자 신앙생활을 하며 술 안 마시고, 차례를 지낼 때는 절 안 하고, 가족행사보다는 주일예배를 우선시했기 때문에 구박도 많이 받았습니다. '하나님을 중심에 놓고 살아가는 삶'이 쉽지만은 않았던 것입니다.

주 예수를 믿으라 그리하면 너와 내 집이 구원을 얻으리라

··· 사도행전 16장 31절

당시 하나님을 모르던 아버지는 "너를 키운 건(육신의 아버지인) 난데, 너는 왜 하나님 아버지만 찾느냐"고 말씀하셨습니다. 안 그래도 혼자 신앙생활을 하며 가족들이 하나님 사랑을 공감하지 못하는 것 때문에 안타까워하고 있었는데, 아버지의 이 말씀은 마음에 큰 상처가 되

었습니다. 이렇게 하나님을 믿지 않는 아버지와 가족들로 인해 힘들어 했을 때 하나님께서 제게 주신 말씀이 있었습니다.

> 누구든지 자기 친족 특히 자기 가족을 돌보지 아니하면 믿음을 배반한 자요 불신자보다 더 악한 자니라
>
> … 디모데전서 5장 8절

이 말씀을 받고는 가족을 더 사랑하지 못한 것을 회개했습니다. 자칫하다가는 나 때문에 육신의 아버지께 하나님 아버지에 대한 오해와 미움이 생길 수도 있다는 생각이 들었던 것입니다. 그래서 저는 가족과 더 많은 시간을 보내고 사랑을 표현하려고 노력했습니다. 더 많이 시간을 내서 가족 소풍도 가고, 부모님과 등산도 하며 대화를 나눴습니다. 대화를 통해 하나님께서 어떻게 내 삶에 동행해주시는지를 끊임없이 고백했던 나머지 집에는 "왜, 이번에도 하나님께서 해주셨니?"라는 유행어가 만들어지기도 했습니다.

그리고 어느 날 깨달은 것은 가족 전체를 위해서는 기도를 해왔지만 정작 부모님께 복음을 전한 적은 없다는 사실이었습니다. 저는 부모님께 복음을 전했습니다. 역시 복음에는 생명력이 있습니다. 일단 복음을 전하기만 하면 그것은 받은 사람 안에서 생명력 있게 일합니다. 제가 부모님을 다짜고짜 교회로 인도했다면 저는 복음을 전하기만 하면 다 전도가 된다고 착각했을지도 모릅니다. 하나님께서는 복음은 제가

전하게 하시되 생각지도 못 한 하나님의 방법으로 부모님을 교회로 인도하셨습니다. 그리고 3대독자 집안이었던 저희 집은 이제 기일이나 명절 때 제사 대신 예배를 드리게 되었습니다. 할렐루야!

> 우리가 잠시 받는 환난의 경한 것이, 지극히 크고 영원한 영광의 중한 것을 우리에게 이루게 함이니
>
> … 고린도후서 4장 17절

 ## 기도의 중요성

Q64 기도는 암 치유와 어떤 관계가 있나요?

A64 기도는 마음에 있는 것들을 고백하게 함으로써 마음에 치유가 일어나도록 합니다. 실제로 기도가 절정에 이를 때 분비되는 신경전달물질은 건강을 회복시키는 강력한 호르몬을 분비합니다.

심신의학의 선구자 김종성 목사는 자신의 저서《암~ 마음을 풀어야 낫지》에서 하버드대학교 의과대학의 허버트 벤슨Herbert Benson 박사의 '브레이크아웃의 원리The Break-out Principle'를 소개하면서 기도의 중요성을 강조합니다.

'브레이크아웃의 원리'란 이전부터 지속되어 오던 정신적 또는 정서적 패턴을 벗어나 '무아지경' 상태에 진입하는 것을 말합니다. 즉 기도

할 때 세속적인 세계에서 영성의 세계로 들어가는 것을 뜻하기도 합니다. 중요한 것은 이 순간에 우리의 뇌와 전신이 일산화질소를 방출하는데, 이 물질은 엔도르핀과 도파민 같은 신경전달물질을 생산한다는 사실입니다. 또한 이 신경전달물질들은 다시 뇌에 전달되어 통증을 막아주는 모르핀과 '자연적인 신경안정제'를 생성합니다.

실제로 2001년 〈뉴욕타임스The New York Times〉는 '기도가 임신 성공률시험관내 수정-배아 전달에 영향을 미친다'는 연구 결과를 발표했습니다. 이 연구는 한국의 차병원과 미국의 컬럼비아대학이 1998년부터 1999년까지 서울 차병원에서 불임 치료를 받는 암 환자 199명과 미국과 캐나다, 호주의 기독교인을 대상으로 진행했습니다. 그 결과 동료 기독교인에게 임신 성공을 위해 기도해달라고 부탁한 그룹의 성공률(50%)이 일반 그룹의 성공률(26%)보다 약 두 배 높게 나타났습니다. 또한 〈뉴욕타임스〉는 이전의 연구에서 전혀 모르는 사람의 기도가 심장질환 환자의 치료에 도움이 된다는 결과를 발표하기도 했습니다.

> 기도하면 우연한 일들이 일어난다. 그러나 기도하지 않으면 아무 일도 일어나지 않는다.
>
> … 윌리엄 템플William Temple

위의 연구 결과에서도 알 수 있는 것처럼 기도는 놀라운 힘을 가지고 있습니다. 실제로 기도를 통해 일상적인 의식 세계를 넘어 초인적인 의식 상태에 들어설 때 뇌파는 7 이하의 무의식 수준으로 변한다고 합니다. 특히 다른 사람을 위해서 하는 중보기도는 더 큰 위력을 발휘합니다. 그렇기 때문에 암을 치유할 때 교회 공동체에 중보기도를 부탁하는 것이 좋습니다.

그런데 사람들은 기도를 신에게 일방석으로 무엇인가를 요구하는 행위라고 생각합니다. 하지만 기도는 나의 바람을 하나님께 일방적으로 요구하는 행위가 아니라 하나님의 음성을 잠잠히 듣는 것입니다. 그리고 하나님의 기준에 자신의 기준을 맞춰가는 것이 기도입니다. 이렇게 하다 보면 무엇인가를 요구하는 기도가 아니라 지금까지 보살펴주신 것과 이미 주신 것에 대한 감사 기도를 하게 됩니다. 라인홀트 니부어Reinhold Niebuhr가 지은 〈평온을 비는 기도〉는 자기중심적이 아닌, 하나님 중심적인 기도의 대표적인 예입니다.

하나님,
바꿀 수 없는 것을 받아들이는 평온을
바꿀 수 있는 것을 바꾸는 용기를
또한 그 차이를 구별하는 지혜를 주소서.

이 밖에도 어떤 이는 자신이 하나님과 친하지 않은데 하나님께서 자신의 기도를 들거나 하실지 의문을 가집니다. 하지만 하나님께서는 어떤 이유 때문에 우리를 사랑해주시는 것이 아닙니다. 그래서 하나님의 사랑을 '값없이 주어진 은혜'라고 하는 것입니다. 무가치해서 '값없이'가 아닌, 세상의 기준으로는 도저히 측정할 수 없는 가치이기에 '값없이'라고 하는 것입니다. 부족하고 죄악 많은 우리임에도 불구하고 자신의 죄를 회개하고 하나님께 나아가면 그분은 우리의 기도를 들어주십니다. 심지어 조지 뮐러George Müller라는 사람은 '5만 번 기도해서 5만 번 응답을 받았다'고 고백했습니다.

저는 여동생과 가족을 위해서, 또 나 자신을 위해서 기도하고 싶었지만 어떻게 기도해야 할지 몰라 답답했습니다. 이때 하나님께서 주신 지혜가 쉽지만 감명 깊게 읽을 수 있는 작은 수첩만 한 《1분 기도》(생명의말씀사, 2006~2010) 시리즈였습니다.

《1분 기도》 시리즈 중에서 마음에 드는 것을 읽어 내려가면 자연스럽게 기도할 수 있게 될 것입니다. 암 환자와 가족에게는 그중에서도 《성공인생 1분기도》와 《치유를 위한 1분 기도》를 추천합니다. 《성공인생 1분기도》에 있는 기도문 하나를 소개합니다.

사랑 안에 살게 하소서

주여, 제 모습 그대로를 사랑해주시니 감사합니다.
제 방식대로 버려두지 않으시고, 건강한 삶으로 이끄시니 감사합니다.

주님의 사랑 안에서 살도록 도와주소서.

주께서 저를 어떤 존재로 지으셨는지 이해하게 하셔서

주님의 의도에 합당한 방향으로 나아갈 수 있게 하소서.

정서적 치유는 무조건적인 사랑을 통해서만 이루어질 수 있다는 것을 알고 있습니다.

저를 온전히 치유할 수 있을 정도로 강력하고 완전한 사랑은 주님의 사랑뿐입니다.

너희가 내게 부르짖으며 내게 와서 기도하면, 내가 너희들의 기도를 들을 것이요, 너희가 온 마음으로 나를 구하면, 나를 만나리라

··· 예레미야 29장 12~13절

호스피스완화의료
서비스에 관하여
알아보기

 호스피스완화의료 서비스 소개와 필요성

Q65 호스피스완화의료 서비스가 무엇인가요?

A65 호스피스완화의료 서비스란 최후를 맞은 암 환자가 고통 없이 삶의 마지막을 마무리할 수 있도록 돕는 서비스입니다. 육체적으로 통증 관리를 도울 뿐만 아니라 정서적, 영적으로도 남은 삶을 평안히 지낼 수 있도록 돕습니다.

2008년 16개 시도의 성인 남녀 1천여섯 명을 대상으로 실시한 국민 의식 조사 결과를 살펴보면 '만약 현재의 방법으로 질병 치료가 불가능하고 점점 악화될 경우, 호스피스완화의료 서비스를 이용하겠다'에 대한 긍정적 응답이 2004년 57.4%였던 것에 반해 2008년 84.6%로 크게 증가했음을 알 수 있습니다. 또 일반인의 86%, 암 환자의 83.1%, 환자 가족의 88.9%, 의료인의 98.7%가 호스피스완화의료 서비스를 이용할 의향이 있다고 응답했습니다. 그만큼 호스피스완화의료 서비스에 대한 정보가 필요한 시점입니다.

호스피스완화의료 서비스

한동안 웰빙well-being이 사회문화의 중요한 키워드가 되면서 웰다잉 well-dying이라는 문화가 함께 소개되었습니다. 웰다잉, '품위 있는 죽음'을 맞이하는 것은 인간이 가진 고결한 권리 중 하나입니다. 하지만 웰다잉의 중요성이 보편화된 서양과 달리 국내는 아직까지 웰빙에만 초점이 맞춰져 있습니다. 또한 국내 암 환자의 대다수들이 고통 속에서 헤매다가 삶을 마감하고 있습니다. 따라서 호스피스완화의료 서비스가 꼭 필요합니다.

호스피스완화의료 서비스는 의학치료보다는 통증 완화에 중점을 두어 암 환자가 삶을 편안히 마칠 수 있도록 도와줍니다. 또한 정서적, 사회적, 영적인 돌봄을 제공함으로써 죽음을 삶의 자연스러운 부분으로 받아들일 수 있게 합니다. 더 나아가 사별 후 가족들이 겪을 슬픔에 격려를 보내며 이들이 생활에 잘 적응할 수 있도록 돕습니다.

호스피스완화의료 서비스는 6개월 미만을 남겨두고 있는 암 환자를 대상으로 합니다. 보통 의사들에게서 '더 이상의 치료는 의미가 없습니다', '최선을 다했습니다', 또는 '호스피스완화의료 서비스를 알아보시는 것이 좋겠습니다'라는 말을 들은 환자들입니다. 또한 현대의학으로 삶을 단축시키거나 연장하지 않고 편안히 임종을 맞이하고 싶은 환자들도 그 대상이 될 수 있습니다. 간혹 환자 가족들은 호스피스완화의료 서비스를 받는 것은 환자를 포기하는 것이라는 잘못된 인식을 가지고 있어 서비스를 받아야 할 시기를 놓치는 경우도 많습니다. 하지만 서비스를 받는 시기가 빠를수록 환자와 가족들에게 더욱 도움이 될 수 있다는 점을 기억해야 합니다.

호스피스완화의료 서비스는 호스피스완화의료 서비스 전문 기관, 병원 내의 전문 호스피스완화의료 서비스 병동, 일반 병실, 그리고 가정에서 받을 수 있습니다.

병원이나 호스피스완화의료 서비스 전문 기관에서는 같은 병실을 쓰는 다른 암 환자들이 임종을 맞는 환자를 보고 정서적 충격을 받을 수도 있습니다. 하지만 오히려 죽음에 대해 생각해보고 마음의 준비를 하게 하는 기회가 될 수도 있습니다.

가정에서 호스피스완화의료 서비스를 받는 경우에는 서비스를 제공하는 사람들이 일정 기간을 주기로 방문해 암 환자를 돌봅니다. 이들은 보통 팀으로 활동합니다. 통증과 증상을 관리할 수 있는 의사와 간호사, 사회복지사, 봉사자, 그리고 영적 돌봄을 제공할 수 있는 목사가 그 구성원이 됩니다.

2012년 암 완화의료전문기관으로 지정 받은 곳은 44개입니다. 국립암정보센터 홈페이지에서 보건복지부가 선정한 대표적인 호스피스 기관 목록을 확인할 수 있습니다. 지도를 통한 기관의 위치뿐만 아니라 상세 정보도 확인할 수 있습니다. 또 전국의 지역별 호스피스완화의료 서비스 시설은 한국호스피스완화의료 서비스협회에 문의하면 알 수 있습니다.

그런데 암 환자가 호스피스완화의료 서비스를 희망하더라도 그 시설이 턱없이 부족한 것이 현실입니다. 큰 병원과 전문호스피스완화의료 서비스 기관의 병실은 항상 만원이어서 기다려야 합니다. 또한 돈이 안 된다는 이유로 몇 개의 큰 병원 외에 국내 병원들을 임종실을 두고 있지 않습니다. 환자가 임종실에서 가족들에게 둘러싸여 서로의 사랑을 표현하며 편안하게 숨질 수 있는 것은 아주 중요한 권리임에도 불구하고 말입니다. 실제로 일반 병실에서 환자가 숨졌을 때, 병동 전체의 분위기가 얼어버리는 경우도 있습니다. 심지어 항암 치료를 받지 않거나 더 이상의 치료가 효과가 없다고 판단될 때는 병원에서 환자에게 퇴원할 것을 강요하기도 합니다. 그래서 편안한 죽음을 준비해야 할, 임종을 한 달 앞둔 암 환자들이 통증 관리를 받지 못한 채 집에 방치되었다가 응급실에 오는 경우가 많이 발생하고 있습니다.

위와 같은 이유 때문에라도 호스피스완화의료 서비스가 당장 필요하지 않더라도 미리 알아보고 신청해놓아야 합니다. 그러면 호스피스완화의료 서비스가 필요한 시기가 됐을 때 기다리지 않고 받을 수 있습니다. 또 환자와 가족은 도움을 받을 곳이 있다는 사실에 안도감을 얻을 수 있습니다.

한편 기독교에서 가장 대표적인 호스피스 봉사단체는 서울 사랑의교회 내에 있는 '사랑의교회 호스피스 봉사팀'입니다. 이곳에서는 호스피스완화의료 서비스 봉사자를 대상으로 하는 교육과 실제 호스피스 자원봉사가 이루어지고 있습니다. 또한 사별관리 모임이라는, 암으로 사랑하는 이를 잃은 사람들의 모임을 열어 그들이 상실의 슬픔을 잘 이겨내고 생활에 다시 복귀할 수 있도록 돕고 있습니다. 사랑의교회 호스피스 홈페이지에서는 호스피스완화의료 서비스 봉사자들을 대상으로 하는 교육 영상을 공개하고 있기도 합니다. 따라서 호스피스완화의료 서비스에 관해 알고 싶을 때 이 영상들을 참고하면 됩니다.

이 밖에도 많은 기관과 교회에서 호스피스완화의료 서비스 봉사 교육이 진행되고 있습니다.

호스피스완화의료 서비스 필요성

암 환자에게 있어 가장 중요한 것은 통증 관리입니다. 통증은 관리로 충분히 해소가 가능합니다. 암 환자를 대상으로 조사한 결과, 완화의료전문기관에 입원한 다음 1주일 후 평균 통증 정도는 2.8에서 2.2로 감소, 가장 심할 때의 통증 정도는 5.2에서 4.7로 감소했습니다. 또

2011년 국립암센터에서 완화의료전문기관 서비스를 이용했던 암 환자의 가족들을 대상으로 조사한 결과, 기존 암 치유기관의 만족도는 59.2%에 그쳤던 데 반해 완화의료전문기관의 만족도는 89.3%로 나타났습니다. 완화의료 서비스에 대해 매우 높은 만족도를 보인다는 것을 알 수 있습니다.

특히 말기 암 환자는 이러한 호스피스완화의료 서비스를 통해 통증을 관리 받음으로써 편안하게 임종을 맞을 수 있는 시기를 놓치면 안 됩니다. 하지만 아직까지도 많은 환자들이 호스피스완화의료 서비스에 대한 이해 부족으로 임종 전까지 항암 치료를 받거나 중환자실에서 연명치료를 받습니다. 호스피스완화의료 서비스에 대한 정보, 기관 등이 더욱 많이 필요한 때입니다.

여동생은 요양원에서 4개월, 집에서 2개월을 지내고 나서 큰 병원에 입원했습니다. 그런데 병원은 여동생이 항암 치료를 받지 않는, 돈이 안 되는 환자였기 때문이었는지 항암 치료를 하지 않을 거면 퇴원하라는 강요를 했습니다. 하지만 복수로 부풀어 오르는 배와 점점 심해지는 통증을 집에서는 도저히 감당할 수 없었습니다. 이때 저는 생명보다 실익을 우선시하는 병원의 행태에 분노할 수밖에 없었고, 수요에 비해 공급이 딸리는 열악한 암 의료 서비스 현황이 안타까웠습니다.

그렇게 퇴원의 대안을 알아보고 있던 중 지인으로부터 용인에 있는 기독교 기관인 '샘물호스피스완화의료 서비스 기관'을 소개 받았습니다. 그곳은 국가 지원금과 헌금으로 운영되었기에 이용료는 생활용품 값뿐이어서 좋긴 했지만 역시 수요에 비해 공급이 부족했습니다. 그렇게 자리가 나기를 기다리는 동안 여동생의 상태는 급격히 안 좋아졌고, 결국 샘물호스피스완화의료 서비스를 이용할 기회를 끝내 얻지는 못했습니다.

여동생과 암을 치유하는 동안 하나님께서 시시때때로 제게 주셨던 마음이 있습니다. '어려움을 겪고 있는 다른 내 백성에게 호스피스완화의료 서비스 정보를 알려라' 하는 것이었습니다. 우리 가족은 하나님께서 허락하신 지혜와 능력으로 여동생과 밝게 암 투병을 할 수 있었지만 모든 암 환자들과 그 가족들이 그런 것은 아닙니다. 이후 호스피스완화의료 서비스에 대해 자세히 알아본 것도 그런 이유에서였습니다. 그런데 알아보면 알아볼수록 벅차오르는 감격의 눈물을 멈출 수가 없었습니다. 호스피스완화의료 서비스에 대해 알기 전 시기와 상황에 따라 하나님께서 주셨던 지혜와 말씀들이 모두 호스피스완화의료 서비스 내용과 관련되어 있었기 때문입니다. 여동생이 투병하는 동안 너무나도 세세히 관여하시고 인도해주신 하나님의 손길과 도움을 절실히 깨닫게 되었습니다.

내가 진실로 너희에게 이르노니 너희가 여기 내 형제 중에 지극히 작은 자 하나에게 한 것이 곧 내게 한 것이라

··· 마태복음 25장 40절

고통에 관하여

Q66 하나님께서는 왜 인간에게 아픈 고통을 허락하셨을까요?

A66 미국의 폴 브랜드 박사는 "고통은 하나님께서 주신 최고의 선물"이라고 말했습니다. 고통이 있기에 우리가 위험을 감지할 수 있고 병이 들었다는 것을 깨닫고는 치료를 할 수 있다면서 말입니다. 이처럼 고통도 우리를 향한 하나님의 사랑이라는 것을 깨닫는다면 위로가 될 것입니다.

암 환자에게 있어 통증으로 인한 고통은 가장 큰 두려움 중 하나입니다. 더욱이 통증이 심해지면 하나님으로부터 자신이 버려졌다고 느끼거나 심지어는 벌을 받고 있다는 괴로움에 빠질 수 있습니다. 하지만 암으로 인한 통증, 고통은 절대로 하나님께서 인간을 벌하기 위해 주신 것이 아니라는 사실을 알아야 합니다.

고통에 대한 것은 필립 얀시Philip Yancey의 저서 《내가 고통당할 때 하나님 어디 계십니까?Where Is God When It Hurts?》를 보면 보다 자세히 이해할 수 있습니다.

놀라운 인체의 신비로움

미국의 세계적인 한센병 전문가인 폴 브랜드Paul Brand 박사는 감각 마비로 고통 받는 환자들을 돕기 위해 '인공 감각 기기' 개발에 도전했습니다. 하지만 어마어마한 기부금을 받고 연구를 시작했음에도 불구하고 박사와 연구팀은 5년 만에 개발을 포기할 수밖에 없었습니다. 연구팀은 감각을 느끼게 하는 데 물체를 인식하기 위한 일정한 압력을 이용했습니다. 그런데 그것만으로는 인간의 감각기관을 도저히 흉내 낼 수 없었습니다. 손가락은 못을 박기 위해 망치를 잡는 데 300그램의 압력도 참아내지만, 3그램의 압력도 느끼는 손끝은 달랐습니다. 작은 가시가 박히기만 해도 심한 고통을 느꼈던 것입니다. 즉, 같은 손이라는 기관 안에서 느끼는 고통의 정도가 상황에 따라 다른 인체의 신비는 도저히 흉내 낼 수 없었던 것입니다.

우리 몸은 고통을 느끼는 정도가 각기 다르게 만들어졌습니다. 예를 들어 우리의 눈은 아주 예민해서 속눈썹 하나만 들어가도 아파서 난리가 납니다. 반면에 내장기관들은 이미 뼈와 피부로 보호되고 있어 예민할 필요가 없습니다. 때문에 감각을 거의 느끼지 못합니다. 수술 때 마취를 하는 이유 역시 외부의 피부가 고통을 느끼기 때문이지 내장기관이 고통을 느끼기 때문이 아닙니다. 내장기관은 아무리 칼로 자르고 떼어내도 아픔 따위의 고통을 느끼지 않습니다.

폴 브랜드는 인간의 감각기관에 대해 연구할수록 하나님께서 인간을 창조하셨다고 믿지 않고는 이 놀라운 인체를 과학으로 설명할 수 없다고 고백합니다. 또한 인체나 우주를 연구하는 다른 과학자들도 연구를 거듭할수록 절대적인 존재가 철저하게 설계하지 않고는 도저히 이 세상이 이렇게 돌아갈 수 없다며, 하나님께서 창조주이심을 믿을 수밖에 없다고 고백합니다.

인간의 어설픈 철학은 무신론으로 이끌지만, 깊은 철학은
종교로 이끈다.

⋯ 프랜시스 베이컨Francis Bacon

고통이 없는 고난

얼굴이 뭉개지고 손과 발이 잘려나간 한센병자들을 보며 사람들은
한센병을 살과 몸이 썩어 문드러지는 병이라고 생각합니다. 하지만 한
센병은 어떠한 세균의 공격을 받아서 신체가 썩어가는 병이 아닙니다.
감각기관이 마비되어 외부의 자극을 못 느끼는 병입니다.

하루는 브랜드 박사가 열지 못하고 있는 자물쇠를 한센병을 앓고 있
는 한 남자아이가 열어주었습니다. 그런데 바닥에는 핏방울이 떨어지
고 있었고 그 아이의 손은 흰 관절이 보일 정도로 움푹 패여 있었습니
다. 그런데도 그 아이는 자기 손의 고통은 느끼지도 못한 채 브랜드 박
사를 위해서 자물쇠를 열어주었다는 사실에만 기뻐했습니다.

이처럼 한센병자들의 손과 얼굴 등이 보기 흉해지는 이유는 고통을
느낄 수 없기 때문입니다. 뜨거운 물인 줄 모르고 담그고 있다가 화상
을 입어 살갗이 떨어져 나가기도 하고 잘 때 쥐가 손가락을 물어 가도
다음 날 잠에서 깨어나서야 그 사실을 알게 되는 것입니다.

그렇기 때문에 고통이 필요합니다. 암 환자에게 어떻게 암인 줄 알
게 되었는가라는 질문을 하면 많은 이들이 더부룩함, 복통 등 때문에
병원을 찾아 검사를 받고 알게 되었다고 대답합니다. 즉, 통증을 동반

한 고통이 없었더라면 암 환자는 자신이 병에 걸린 줄도 몰라 치료를 해보지도 못 하고 어느 날 죽은 채로 발견될 것입니다.

고통의 필요성을 납득할 수 있다 하더라도 수많은 환자들의 고통은 너무 과하지 않나 하는 생각도 듭니다. 하나님께서는 왜 꼭 아프게 하셔야만 했을까요?

브랜드 박사는 한센병 환자들에게 감각을 선물해주지는 못 했지만 위험에 대한 경고를 해주는 방법을 고안하려고 노력했습니다. 그가 고안해낸 방법은 환자가 위험한 상황에 처했을 때 보청기를 통해 일정한 소리를 내서 위험을 알리는 것이었습니다. 하지만 환자들은 작은 소리에 위험을 감지하지 못했고 큰 소리가 나더라도 합당한 대처 반응을 보이지 않았습니다. 결국에는 전기로 고통을 줬을 때에야 위험 상황으로부터 벗어났습니다. 이처럼 하나님께서는 우리가 위험한 상황에서 벗어날 수 있도록 아픈 고통을 허락하신 것입니다. 그래서 브랜드 박사는 자신 있게 '고통은 하나님께서 주신 선물'이라고 말합니다.

> 고통을 만드신 하나님께 감사하라. 나는 그분이 그보다 더 좋은 일을 하실 수 있었다고 생각하지 않는다.
> … 폴 브랜드Paul Brand

고난을 이기게 돕는 하나님 말씀

삼일교회의 전 엄태우 목사는 "고난을 말씀으로 이겨낸 경험이 있는 그리스도인은 절대로 말씀을 무시하지 못합니다"라고 말했습니다. 이처럼 말씀은 고난을 이겨내는 데 도움을 주기 때문에 우리는 고난을 당했을 때 하나님께 지혜를 구해야 합니다. 이 지혜는 단순히 똑똑해지고 명민해지는 것을 말하는 것이 아닙니다. 그것은 고난을 제대로 바라볼 수 있고 고난을 허락하신 하나님의 본래 의도를 알 수 있는 지혜입니다. 이 지혜는 성경말씀을 통해서 알 수 있습니다. 그리고 지혜를 가질 때 우리는 고난에서 벗어날 수 있습니다.

제가 성경말씀을 통해 얻은 '고난에 대한 지혜'는 다음과 같습니다.

첫째, 고난을 통해 더 큰 은혜를 발견할 수 있습니다.

하나님께서는 우리에게 세상을 살아갈 때 고난이 없을 거라고는 말씀하지 않으셨습니다. 그런데 이 고난은 인간의 죄로 인해 발생했습니다. 이 세상은 인간이 죄를 지으면서 오염되고 파괴되기 시작한 것입니다. 하지만 이 땅에서 고통을 겪는 것은 이상한 일이 아니며 하나님께서 특별히 벌을 주시는 것이 아닙니다.

언뜻 보기에 고난과 은혜는 서로 상반되고 어울리지 않는 단어인 것 같지만 사실 밀접한 관계를 맺고 있습니다. 고난을 통해서만 깨달을 수 있는 놀라운 은혜가 있기 때문입니다.

너희를 시련하려고 오는 불 시험을 이상한 일 당하는 것 같이 이상히 여기지 말고 오직 너희가 그리스도의 고난에 참여하

는 것으로 즐거워하라 이는 그의 영광을 나타내실 때에 너희
도 즐거워하고 기뻐하게 하려 함이라
··· 베드로전서 4장 12~13절

하나님의 사랑이라는 꿀같이 달콤한 체험은 대개 고통을
당하는 중에 찾아온다.
··· 존 버니언John Bunyan

둘째, 고난은 하나님께서 주시는 것이 아니라 사단이 주는 것입니다.
성경의 욥기를 보면 사단이 하나님을 아주 잘 믿는 욥의 믿음이 진
짜 믿음인지를 시험하려는 것을 하나님께 허락 받는 장면이 나옵니다.
사단은 욥의 재산과 가족을 빼앗고 욕창이라는 병을 줍니다. 그런데
많은 고난을 받으면서도 욥은 하나님을 신뢰한다고 말합니다. 욥의 예
를 통해 한 가지 더 알 수 있는 점은 고난이 우리의 죄에 대한 벌이 아
닐 수도 있다는 것입니다. 때로는 우리의 잘못과 상관없이 하나님의
영광을 드러내기 위해서 고난이 주어지는 경우도 있습니다. 그렇기 때
문에 자신에게 주어진 고난에 대해서 자책하거나 하나님을 원망해서
는 안 됩니다. 또한 신실한 그리스도인에게 고난이 생기는 것을 보고
함부로 그가 지은 죄가 있을 것이라며 단정하거나 하나님께 의문을 갖
지 말아야 합니다.

이제 주의 손을 펴서 그의 모든 소유물을 치소서 그리하시면 (욥이) 정녕 대면하여 주를 욕하리이다

··· 욥기 1장 11절

내가 그를 네 손에 붙이노라 오직 그의 생명은 해하지 말지니라

··· 욥기 2장 6절

그(하나님)가 나(욥)를 죽이실지라도 나는 그를 신뢰하리라

··· 욥기 13장 15절, 19장 25절

셋째, 하나님께서 사단이 우리에게 주는 고난을 허락하신 이유는 우리를 연단하기 위함입니다.

아픔이나 고난이 좋지 않다는 것은 세상이 우리에게 준 편견입니다. '아픈 만큼 성장한다'는 말도 있습니다. 자신의 한계에 직면하는 고통을 겪은 사람만이 더 성장하는 것을 우리는 경험을 통해서 알고 있습니다. 우리를 성장시키기 위해 하나님께서는 고난을 허락하십니다.

환난이 없었다면, 나는 성경을 이해하지 못했으리라.

··· 마틴 루서 킹Martin Luther King Jr.

하나님께서는 절대로 고통을 낭비하시지 않는다.

… 워런 위어스비Warren W. Wiersbe

내가 가는 길을 그가 아시나니 그가 나를 단련하신 후에는 내가 순금 같이 되어 나오리라

… 욥기 23장 10절

넷째, 하나님께서는 분명히 우리가 견딜 수 있는 고난만 허락하시고 비켜 갈 길도 내준다고 하셨습니다.

고난을 허락하시는 하나님이 야속하다고 느껴질 수도 있습니다. 하지만 고난을 통해서만 얻을 수 있는 유익이 있기에 하나님께서 허락하시는 것입니다. 눈에 보이는 우리의 근육조차도 매일의 훈련이 있어야만 강한 운동을 할 수 있도록 튼튼해진다는 것을 우리는 압니다. 하나님께서는 고난을 허락하시되 더불어 비켜갈 길도 내준다고 말씀하셨습니다. 이처럼 하나님께서는 절대로 고난 속에 우리를 혼자 버려두지 않으십니다. 우리가 고난을 잘 이겨내고 피해 갈 수 있도록 도우십니다.

사람이 감당할 시험밖에는 너희에게 당한 것이 없나니 오직 하나님은 미쁘사 너희가 감당치 못할 시험 당함을 허락하지 아니하시고 시험 당할 즈음에 또한 피할 길을 내사 너희로 능

··· **고린도전서 10장 13절**

다섯째, 믿지 않는 사람들과 달리 그리스도인이 고난 속에서도 평안
할 수 이유는 하나님께서 함께하시기 때문입니다.

임마누엘의 하나님! 임마누엘은 '하나님께서 우리와 함께 계시다'라
는 뜻입니다. 하나님께서는 우리가 고난을 당할 때 우리와 함께하십니
다. 아무리 가족들이 사랑해준다고 하더라도 정작 암 환자가 겪는 심
한 고통은 환자 스스로 혼자서만 고통을 당하고 있다고 느끼게 합니
다. 하지만 하나님께서 함께하신다는 것을 느끼는 사람은 고통 속에서
도 결코 혼자라고 느끼지 않습니다. 하나님께서 함께하실 때 암 환자
는 세상이 줄 수 있는 평안함과는 다른, 하나님만이 주실 수 있는 '평안
함'을 누릴 수 있습니다.

··· **히브리서 2장 18절**

··· **요한복음 14장 27절**

평안은 문제가 없을 때 누리는 것이 아니라, 하나님께서 함께하시기에 누릴 수 있다.

··· 알렉산더 매클래런Alexander Maclaren

여섯째, 하나님께서 궁극적으로 원하시는 것은 하나님을 바라보게 하는 것입니다.

하나님께서 우리에게 고난을 허락하시는 근본적인 이유는 '영혼 구원'입니다. 눈에 보이는 육체의 회복뿐만 아니라 눈에 보이지는 않지만 이미 죽어 있는 우리의 영혼을 다시 살리는 '영혼의 회복'을 바라보시는 것입니다.

그런데 구약 성경의 이스라엘 민족이 그랬듯이 인간은 조금만 여유로워지면 금세 하나님을 버리고 다른 곳으로 눈을 돌립니다. 따라서 하나님께서 우리에게 고난을 허락하시는 또 다른 이유는 하나님 없이 살 수 있다는 우리의 교만을 꺾고, 하나님을 바라보게 하기 위함입니다.

성경에는 환난이 인내를, 인내가 연단을, 연단이 소망을 이룬다고 쓰여 있습니다. 그리스도인이 환난 중에서도 즐거워할 수 있는 이유는 환난이 소망으로 연결된다는 것을 알기 때문입니다. 이 말은 환난을 통해 우리가 진짜로 바라봐야 하는 천국에 대한 소망을 갖게 된다는 것입니다. 그리스도인은 이 세상이 주는 고통이 아닌, 천국을 바라보는 자입니다.

우리가 환난 중에도 즐거워하나니 이는 환난은 인내를, 인내는 연단을, 연단은 소망을 이루는 줄 앎이로다

··· 로마서 5장 3~4절

시험을 참는 자는 복이 있도다 이것에 옳다 인정하심을 받은 후에, 주께서 자기를 사랑하는 자들에게 약속하신 생명의 면류관을 얻을 것임이니라

··· 야고보서 1장 12절

하나님을 떠나 자신의 사업에 심취해 살아가고 있던 어느 여 집사가 있었습니다. 그러던 중 교통사고가 났고, 그녀는 이렇게 고백했습니다.

"사고가 나서 막상 죽음 앞에 이르니까 아들이고 남편이고 눈에 안 들어오더라고요. 오직 예수님만 붙잡게 되었어요. 예수님을 불렀을 때 그때서야 암흑 상태에서 제정신으로 돌아올 수 있었고 살았구나 싶었지요."

저는 여동생이 처음 암 선고를 받았을 때 바로 이 부분을 바라보았습니다. '여동생에게 예수님을 알려줘야 한다'고 말입니다. 암을 치유하다 보면 너무 고통스러워 혼자 캄캄한 통로의 나락으로 한없이 떨어지는 듯한 때가 올 것인데, 그때는 가족도 남편도 아기도 여동생을 도울 수 없기 때문이었습니다. 또한 여동생이 육체적인 고통과 두려움을

이겨내기 위해서는 자신이 예수님과 함께 있다는 것을 깨달아야 한다는 사실도 알았습니다.

> 하나님은 우리의 피난처시요 힘이시며 환난 중에 만날 큰 도움이시라
>
> … **시편 46장 1절**

호스피스완화의료 서비스 정보 안내

국립암정보센터의 호스피스 사업기관	보건복지부 지정 완화의료전문기관 안내
1577-8899	
http://www.cancer.go.kr	
한국호스피스완화의료 서비스협회	전국의 지역별 호스피스완화의료 서비스 시설 안내
053-256-7893	
http://www.hospicekorea.com	
사랑의교회 호스피스	기독교의 대표적인 호스피스완화의료 봉사단체
02-3479-7619	
http://hospice.sarang.org	

기관명	주소	전화번호
가톨릭대학교 서울성모병원	서울시 서초구 반포동 505번지	02-2258-1902
가톨릭대학교 성바오로병원	서울시 동대문구 전농2동 620-56번지	02-958-2234
고려대학교 구로병원	서울시 구로구 구로동 구로동길 97번지	02-2626-2807
서울대학교병원	서울시 종로구 대학로 101	02-2072-3066
서울특별시 동부병원	서울시 동대문구 용신동 118-20(무학로 79)	02-920-0195~6
서울특별시 북부노인병원	서울시 중랑구 망우동 양원역길 48번지	02-2036-0419
서울특별시 서북병원	서울시 은평구 갈현로 7길 49	02-3156-3125
전진상의원	서울시 금천구 시흥5동 200-2	02-802-9313
가톨릭대학교 부천성모병원	경기도 부천시 원미구 소사동 2번지	032-340-2435
가톨릭대학교 성빈센트병원	경기도 수원시 팔달구 지동 93-6	031-249-7758~9
경기지역암센터(아주대학교병원)	경기도 수원시 영통구 원천동 산5	031-219-5989
국민건강보험공단 일산병원	경기도 고양시 일산동구 백석1동 1232번지	031-900-3342
모현센터의원	경기도 포천시 신읍동 151-3	031-536-8998
수원기독의원	수원시 장안구 조원동 668-9	031-254-6571

샘물호스피스병원	경기도 용인시 처인구 백암면 고안리 548	031-333-8632
안양샘병원	경기도 안양시 만안구 안양5동 613-8번지	031-467-9300, 9370
인천지역암센터(가천의대길병원)	인천광역시 남동구 구월동 1198번지	032-460-3890
갈바리의원	강원도 강릉시 홍제동 5-2번지	033-644-4993
가톨릭대학교 대전성모병원	대전 중구 대흥동 520-2	042-220-9004
대전지역암센터(충남대학교병원)	대전 중구 문화로 33	042-280-7640
충북지역암센터(충북대학교병원)	충청북도 청주시 흥덕구 성봉로 410	043-269-6910
홍성의료원	충남 홍성군 홍성읍 고암리 572-3	041-630-6330, 6350
광주기독병원	광주 남구 양림동 264번지	062-650-5450
남원의료원	전북 남원시 고죽동 200번지	063-620-1233
목포중앙병원	전남 목포시 석현동 815-8번지	061-280-3879
성가톨로병원	전남 순천시 순광로 221	061-720-6070
엠마오사랑병원	전북 전주시 완산구 중화산동 1가 149-1	063-230-5300
전남지역암센터(화순전남대학교병원)	전남 화순군 화순읍 일심리 160번지	061-379-7349
전북지역암센터(전북대학교병원)	전북 전주시 덕진구 원잠5길 42번지	063-250-2478
천주의성요한병원	광주 북구 유동 115-1 (태봉로 61)	062-510-3071
경남지역암센터(경상대학교병원)	경남 진주시 칠암동 90번지	055-750-9352
계명대학교 동산병원	대구 중구 동산동 194번지	053-250-7737~9
대구보훈병원	대구 달서구 월곡로 565번지	053-630-7843
대구의료원	대구 서구 평리로 454	053-560-7331
대구파티마병원	대구 동구 아양로 183	053-940-7061
부산성모병원	부산 남구 용호동 538-41번지	051-933-7133

선린병원	경북 포항시 북구 대신동 69-7번지	054-245-5542
영남대학교병원	대구 남구 대명5동 317-1번지	053-620-3878~4
대구가톨릭대학교병원	대구광역시 남구 대명4동 3056-6	053-650-4557, 3560
창원파티마병원	경남 창원시 명서동 212번지	055-270-1649
대구•경북지역암센터 (칠곡경북대학교병원)	대구시 북구 학정동 747번지	053-200-2377
부산지역암센터	부산 광역시 서구 구덕로 305	051-240-7453
성이시돌복지의원	제주시 한림읍 금악리 109-6	064-796-2244
제주지역암센터(제주대학교병원)	제주시 아라1동 1753-3	064-717-1150, 2365

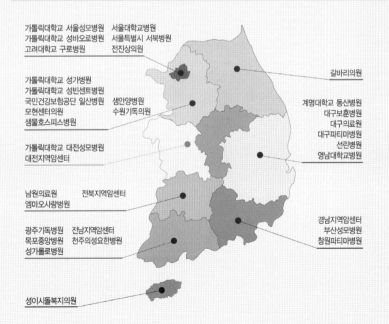

가톨릭대학교 서울성모병원 / 서울대학교병원
가톨릭대학교 성바오로병원 / 서울특별시 서북병원
고려대학교 구로병원 / 전진상의원

갈바리의원

가톨릭대학교 성가병원
가톨릭대학교 성빈센트병원
국민건강보험공단 일산병원 / 샘안양병원
모현센터의원 / 수원기독의원
샘물호스피스병원

계명대학교 동산병원
대구보훈병원
대구의료원
대구파티마병원
선린병원
영남대학교병원

가톨릭대학교 대전성모병원
대전지역암센터

남원의료원 / 전북지역암센터
엠마오사랑병원

광주기독병원 / 전남지역암센터
목포중앙병원 / 천주의성요한병원
성가롤로병원

경남지역암센터
부산성모병원
창원파티마병원

성이시돌복지의원

세상과 이별하는
임종에 관하여
대처하기

 임종 시 물리적 증상

Q67 임종이 가까워 오는 것을 어떻게 알 수 있나요?

A67 임종이 가까워 오면 암 환자는 숨이 차게 되고 구역질과 구토 증상을
보입니다. 또한 환영을 보기도 합니다.

임종이 가까워진 암 환자는 숨을 가쁘게 쉬거나 구역질, 구토 증세
를 보입니다. 또 입술이 바짝 마르고 통증을 호소하기도 합니다. 그럴
때는 가제수건으로 입술을 축여주고 진통제를 사용해 환자가 최대한
통증을 느끼지 않도록 해주어야 합니다. 무엇보다도 환자가 자신의 증
세에 놀라지 않도록 위로하며 더 많이 사랑한다고 얘기해주고 손을 잡

아주어서 혼자가 아니란 것을 알게 해주는 것이 중요합니다.

또한 이미 죽은 사람을 만나거나 다른 이에게는 보이지 않으며 실제로도 존재하지 않는 것을 보는 증상을 보이기도 합니다. 이것은 환자가 이 세상으로부터 분리되고 있다는 징후이며 죽어가는 사람에게 흔히 있는 일입니다. 따라서 환자가 환영을 보는 증상을 보이면 가족은 당황하지 말고 환자에게 정상적인 증세라고 말해주어야 합니다.

가족은 임종 직전 수시간에서 수일까지 환자의 침상 옆에 지속적으로 있길 원합니다. 그래서 불침번을 서고는 합니다. 그런데 환자와 단둘이 남았을 때 혹 긴박한 상황이 생길까 봐 부담을 느낄 수도 있습니다. 또 환자가 갑자기 아파하거나, 혹은 환자가 세상을 떠났는데도 알아차리지 못할까 봐 걱정할 수도 있습니다. 그렇기 때문에 불침번을 서는 사람에게 임종 시 발생할 수 있는 상황에 대한 교육이 필요한 것입니다. 또한 일부 가족에게만 부담이 되지 않도록, 가족이 서로를 배려하여 돌아가면서 환자 곁을 지킬 것을 권합니다.

임종 장소로는 중환자실보다 병원의 임종실이나 집이 좋습니다. 임종을 맞이하기에 중환자실은 어지럽고 불안한 장소이기 때문입니다. 또 가족이나 다른 환자들도 불편할 수 있습니다.

반드시 알아두어야 하는 것은 사람이 죽을 때 청각 기능이 가장 오래 남아 있다는 사실입니다. 따라서 호흡과 심장박동이 멈췄다고 해도 환자에게 계속 사랑한다고 이야기해주어야 합니다. 환자가 가족에게 있어 얼마나 소중한 존재인지 이야기하며 행복하게 생을 마감할 수 있도록 해주는 것입니다. 평소 환자가 좋아했던 음악을 틀어준다거나 성가나 성경을 들려주는 것도 도움이 됩니다. 반면 환자가 죽었다고 생각하고서는 해서는 안 될 말들을 함부로 하는 것은 금물입니다.

> 죽음의 실체는 우리를 파괴하지만 죽음에 대한 생각은 우리를 구원한다.
>
> … 어빈 D. 얄롬Irvin David Yalom

> 우리는 우리 자신이 사형선고를 받은 줄 알았으니, 이는 우리로 자기를 의지하지 말고 오직 죽은 자를 다시 살리시는 하나님만 의지하게 하심이라
>
> … 고린도후서 1장9절

 ## 임종 시 정신적 증상

Q68 임종을 앞둔 암 환자는 어떤 정신적 증상을 나타내나요?

A68 임종을 앞두면 암 환자는 본능적으로 자신이 떠나야 할 때가 되었음을 알게 됩니다. 그렇기 때문에 세상에 대한 집착을 버리려고 애쓰고는 합니다.

임종에 직면한 암 환자는 스스로 자신이 떠나야 할 때가 되었다는 것을 본능적으로 알게 됩니다. 그래서 스스로 세상의 것들에 대한 애착을 버리고 정을 떼려고 하면서 소수의 사람들 또는 단 한 사람과만 있으려고 할 수 있습니다. 또 가족보다 다른 사람을 더 보고 싶어 할지도 모릅니다. 하지만 이는 지금껏 간호해주었던 가족과는 이미 인사를 했기 때문이므로 서운해 하지 않아도 됩니다.

한편 환자의 가족은 더 이상의 연명치료를 그만두었다는 사실에 환자를 포기했다는 죄책감을 느낄 수도 있습니다. 그리고 오히려 환자보다 죽음을 받아들이려 하지 않을 수 있습니다. 하지만 놓아주어야 합니다. 편안히 떠날 수 있도록 가족이 허락해주고 남겨진 사람들의 안위에 대해서는 걱정하지 말라고 얘기해주어야 합니다. 그래야 환자가 자신이 먼저 떠나는 것에 대한 죄의식을 갖지 않고 편하게 떠날 수 있습니다.

그렇기 때문에 임종이 가까워졌을 때 반드시 해야 할 것이 바로 환자와의 마지막 시간을 아름답게 보낼 수 있는 대화입니다. 환자가 삶을 정리할 수 있도록 화해하고 싶거나 용서하고 싶은 사람들과 대화할 시간을 갖게 해주는 것은 아주 중요합니다.

아이라 바이오크Ira Byock 박사는 저서《품위 있는 죽음의 조건Dying Well》에서 '임종을 앞둔 암 환자와 가족들 모두가 들어야 할 다섯 문장'을 제시하고 있습니다.

나는 당신을 용서합니다.
나를 용서해주세요.
감사합니다.
나는 당신을 사랑합니다.
안녕.

　이렇게 대화할 시간을 갖는 것은 환자에게 뿐만 아니라 남은 자들에게도 중요합니다. 이 시간을 갖지 못하면 환자를 사랑했던 주변 사람들은 그에게 더 잘해주지 못하고 사랑한다고 말해주지 못한 것에 대해 안타까워하고 후회하게 됩니다. 죽음으로 인한 헤어짐이 슬픈 것은 당연하므로 서로 눈물을 흘리며 애정을 표현하는 것도 좋습니다. 하지만 임종을 앞둔 대화에서는 주의해야 합니다. 지나치게 눈물을 많이 흘리며 '불쌍해서 어떻게 하냐'는 등의 한스러움을 표현하는 행위는 피해야 합니다. 그리고 마지막을 어떻게 맞이할 것인지 스스로 결정하도록 하는 것이 좋습니다. 따라서 가족은 환자에게 다음과 같은 질문을 해야 합니다.

인간관계 사항
　― 마지막 순간을 어디서 맞이하고 싶은가?
　― 마지막 순간에 누구와 함께 있고 싶은가?
　― 화해하기 위해 만나고 싶은 사람들이 있는가?

— 사랑한다는 얘기를 하기 위해 만나고 싶은 사람들이 있는가?

— 부모, 배우자, 자녀에게 각각 남기고 싶은 말은 무엇인가?

장례식 사항

— 장례식 수행 시 원하는 종교 절차가 있는가?

— 유언으로 남기고 싶은 말은 무엇인가?

— 장기기증을 하겠는가?

영적인 사항

— 신앙을 받아들이겠는가?

— 사후세계에 대해서 어떻게 생각하는가?

여동생은 가족과는 마지막 대화를 나눴지만 주변 사람들과는 미처 그러지 못했습니다. 마지막 6개월 동안 정상인처럼 잘 지낸 덕분에 언제라도 볼 수 있을 것 같았기 때문이었습니다. 그래서 친구들과는 "조만간 보자"는 기약을 한 상태였습니다. 그런데 갑자기 임종 3일 전 구토가 심해지더니 증세가 급격히 악화되었습니다. 임종 전날 아침에 강한 마취제를 맞고 오후에 복수를 뺀 이후부터는 움직이지도, 말 한마디도 하지 못한 채 겨우 숨만 쉴 뿐이었습니다. 눈동자가 약간 풀리고 입술이 말라서 껍질이 떨어져 나갈 것 같은 여동생을 바라보면서도, 우리 가족은 그렇게 빨리 떠나리라고는 생각하지 못했습니다.

여동생의 마지막 밤, 자정을 넘겨 가족은 모두 집으로 돌아가고 제가 여동생의 옆을 지켰습니다. 그런데 왠지 여동생이 오늘 저녁을 못 넘길 것 같다는 생각이 들며 불안해졌습니다. 저는 여동생의 휴대폰 전화번호부에 있는 모든 사람에게 '지영이가 오늘 저녁을 못 넘길 것 같습니다. 인사하고 싶으신 분은 오늘 중으로 방문해주세요'라는 메시지를 남겼습니다. 그리면서 이럴 줄 알았으면 여동생에게 마지막 순간에 꼭 만나고 싶은 사람, 장례식에 꼭 초대하고 싶은 사람이 누군지 물어볼걸 그랬다는 생각이 들었습니다.

밤에 달려온 이는 여동생의 초등학교 단짝 혜린이었습니다. 혜린이는 밤새 뜬눈으로 여동생과 눈을 맞추며 곁을 지켰습니다. 무척 고마웠습니다. 여동생 역시 자정부터 오후 2시까지 한시도 잠들지 않고 뜬눈으로 지새웠습니다. 약해진 체력으로 반나절 동안 잠을 자지 않는다는 것이 힘들었을 텐데……. 아마도 눈을 감으면 다시는 눈을 못 뜰 것 같았던 것은 아닐까 싶습니다. 아니면 꼭 보고 싶은 사람이 있어서였는지도 모르겠습니다. 사람은 죽을 때 보고 싶은 사람을 꼭 보고 간다는 말처럼 동생은 누군가를 한 번이라도 더 보기 위해 그렇게 한시도 눈을 붙이지 않고 밤을 지새웠나 봅니다. 그리고 오전 근무를 하고 온 엄마를 보고 눈을 감았습니다. 동생에게 그 누군가는 바로 엄마였던 듯합니다. 얼굴을 확인하고는 평온히 눈을 감는 여동생을 붙잡고 "지영아, 엄마한테 말 한마디라도 하고 가야지!"라며 통곡하시던 엄마 모습이 지금도 눈앞에 선합니다.

다행히 저희 가족은 6개월 내내 서로 사랑한다고 표현하고, 더 많이 모이고, 함께하는 시간을 가졌습니다. 그래서 여동생의 마지막 말을 듣지 못했지만, 우리가 여동생을 얼마나 사랑하는지 충분히 표현했다는 사실은 위로가 되었습니다. 하지만 다시 보자는 약속을 했던 여동생의 친구들과 갑작스럽게 소식을 들은 친척들은 한 번 더 얼굴을 보지 못한 것, 대화를 나누지 못한 것을 안타까워했습니다.

> 참새 두 마리가 한 앗사리온에 팔리는 것이 아니냐 그러나 너희 아버지께서 허락지 아니하시면 그 하나라도 땅에 떨어지지 아니하리라 너희에게는 머리털까지 다 세신 바 되었나니 두려워하지 말라 너희는 많은 참새보다 귀하니라
>
> ··· 마태복음 10장 29~31절

임종 시 영적 증상

Q69 임종을 앞둔 암 환자는 어떤 영적 증상을 나타내나요?

A69 죽음을 앞둔 암 환자는 삶과 죽음의 의미, 믿음에 대한 내적 갈등, 신과의 화해 또는 신에 대한 분노 등에 대해 고민합니다. 또 신앙을 갖고 싶어 할 경우에는 복음을 전하거나 성직자를 소개시켜 주는 것이 좋습니다.

한 아버지가 임종을 앞두고 자식들에게 마지막 인사를 남겼습니다.

아버지는 첫째와 둘째에게 "See you again"이라고 말했습니다. 그런데 막내에게는 "Good bye"라고 말했습니다. 막내는 놀라며, 왜 형들에게 는 '다시 만나자'고 인사하고 자신에게는 '안녕'이라고 인사하는지 물었습니다. 그러자 아버지는 "첫째와 둘째는 하나님을 믿기 때문에 천국에서 다시 보겠지만, 막내 너는 하나님을 믿지 않으니 지금이 마지막이지 않겠니? 그래서 안녕이라고 인사한 것이란다"라고 말했습니다. 아버지의 말에 충격을 받은 막내는 그때부터 교회에 다니게 되었다고 합니다.

임종에 가까운 암 환자들은 영적인 부분에 대해 고민을 하게 됩니다. 삶과 죽음, 사후세계, 종교, 하나님과의 관계 등을 말입니다.

주변 사람들은 환자가 이것들에 대해서 고민할 때 자연스럽게 이야기할 수 있도록 도와주어야 합니다. 환자 혼자서만 고민하면 답을 찾기 어려워 혼란스러워 하다가 허무주의에 빠져버릴 수도 있기 때문입니다. 말하지 않는 경우에는 상황에 따라서 먼저 물어봐주는 것도 좋습니다. 그리고 이때 반드시 기독교에서 말하는 복음을 전해야 합니다. 십자가를 통한 부활에 대해 제대로 이해했을 때 사람들은 죽음 앞에서도 평온하고 담대해질 수 있습니다. 예수그리스도 안에서의 죽음은 삶의 끝이 아니라 영원한 삶의 시작이기 때문입니다.

환자 본인 또는 가족이 이 부분에 대한 지혜가 부족할 경우에는 교회에 도움을 요청하는 것이 좋습니다. 또한 성경말씀, 설교말씀, 찬송

(혹은 CCM) 등을 가까이 접할 수 있게 해주는 것도 도움이 됩니다. 어떻게든 영적인 고민을 해결해야 환자가 자신의 삶의 의미를 재정립하고 죽음까지도 삶의 일부로 받아들일 수 있게 됩니다.

복음을 영어로는 'Good News'라고 합니다. 이는 하나님께서 예수님을 보내시고 그가 십자가에서 우리의 죄를 없애주셨다는 것을 믿으면 영원히 사는 생명(구원)을 얻을 수 있다는 좋은 소식을 말합니다.

환자에게 복음을 전할 때 다음의 네 가지 이야기가 도움이 될 것입니다.

1. 하나님은 당신을 사랑하시며 당신을 위한 특별한 계획을 가지고 계십니다.

● 하나님의 사랑

하나님이 세상을 이처럼 사랑하사 독생자를 주셨으니 이는 그를 믿는 자마다 멸망하지 않고 영생을 얻게 하려 하심이라

… 요한복음 3장 16절

● 하나님의 계획

내가 온 것은 양으로 생명을 얻게 하고 더 풍성히 얻게 하려는 것이라

… 요한복음 10장 30절

2. 사람은 죄에 빠져 하나님으로부터 끊어져 있습니다. 그래서 하나님의 사랑과 계획을 경험할 수 없습니다.

● **사람의 죄**

모든 사람이 죄를 범하였으매 하나님의 영광에 이르지 못하더니

··· 로마서 3장 23절

● **하나님으로부터 떠나 있는 사람**

죄의 삯은 사망이요

··· 로마서 6장 23절

3. 예수그리스도만이 사람의 죄를 해결할 수 있는 유일한 방법입니다. 우리는 그를 통하여 하나님의 사랑과 계획을 경험합니다.

● **예수그리스도의 죽음**

우리가 아직 죄인 되었을 때에 그리스도께서 우리를 위하여 죽으심으로 하나님께서 우리에 대한 자기의 사랑을 확증하셨느니라

··· 로마서 5장 8절

● **예수그리스도의 부활**

내가 받은 것을 먼저 너희에게 전하였노니 이는 성경대로 그

리스도께서 우리 죄를 위하여 죽으시고, 장사 지낸 바 되셨다가 성경대로 사흘 만에 다시 살아나사 게바에게 보이시고 후에 열두 제자에게와 그 후에 오백여 형제에게 일시에 보이셨나니 그중에 지금까지 대다수는 살아 있고 어떤 사람은 잠들었으며

··· 고린도전서 15장 3~6절

● 하나님과 연결되는 유일한 길

예수께서 이르시되 내가 곧 진리요 생명이니 나를 말미암지 않고는 아버지께로 올 자가 없느니라

··· 요한복음 14장 6절

4. 예수그리스도를 나의 구원자, 나의 하나님으로 맞아들여야 영생할 수 있습니다.

● 예수그리스도 영접

영접하는 자 곧 그 이름을 믿는 자들에게는 하나님의 자녀가 되는 권세를 주셨으니

⋯ 요한복음 1장 12절

● 믿음으로 영접하는 예수그리스도

너희는 그 은혜에 의하여 믿음으로 말미암아 구원을 받았으나 이것은 너희에게서 난 것이 아니요 하나님의 선물이라 행위에서 난 것이 아니니 이는 자랑하지 못하게 함이라

⋯ 에베소서 2장 8~9절

● 영원한 생명

또 증거는 이것이니 하나님이 우리에게 영생을 주신 것과 이 생명이 그의 아들 안에 있는 그것이니라 아들이 있는 자에게는 생명이 있고 하나님의 아들이 없는 자에게는 생명이 없느니라 내가 하나님의 아들의 이름을 믿는 너희에게 이것을 쓰는 것은 너희로 하여금 너희에게 영생이 있음을 알게 하려 함이라

⋯ 요한일서 5장 11절 ~ 13절

임종을 앞둔 암 환자에게는 다음과 같이 기도해주세요.

> 하늘에 계시는 하나님 아버지. 우리 ○○○(환자 이름)가
> 하나님께서 세상을 창조하시고 예수님을 십자가에 매달
> 리게 하심으로써 우리의 죄를 없애주셨다는 것을 믿습니
> 다. 이것을 믿을 때, ○○○의 영혼을 구해주시고 천국에
> 서 영원히 함께하겠다고 하신 것을 믿습니다. ○○○는 이
> 세상을 떠나지만 ○○○를 가장 사랑하시는 하나님 곁에
> 함께 있게 됨을 믿습니다. 예수님의 이름으로 기도합니다.
> 아멘.

암을 치유하는 동안 여동생을 영적으로 이끈 것은 저였습니다. 그래서인지 어느 날 문득 여동생이 영적인 고민을 제게 털어놓았습니다.

"언니, 사람은 죽으면 어떻게 될까?"

갑작스런 질문에 당황하기도 했지만 제게 영적인 고민을 솔직하게 얘기해준 것이 너무도 고마웠습니다. 그런데 서른 살의 나이에 교회를 20여 년 다녔다 했을지라도, 저 역시 성경을 통해 하나님께서 말씀하시는 죽음과 사후세계, 죽은 후의 영혼에 대해 막연히 들어본 적이 있을 뿐, 그것을 정확하게 설명해줄 수는 없었습니다. 그래서 우선 교회에 가서 꼭 물어보고 제대로 알려주겠다고 얘기했습니다.

죽음의 면전에서만 인간의 진정한 자아는 태어난다.

… 마르쿠스 툴리우스 키케로Marcus Tullius Cicero

그날 이후 저는 리더, 간사님, 그리고 마지막에는 목사님에게까지 여동생이 궁금해 했던 영적인 고민들에 대해서 묻고 다녔습니다. 그런데 이 과정을 통해서 느꼈던 것은 기독교에서 '하나님의 사랑'과 '십자가의 사랑'에 대해서는 많이 이야기하고 있지만 '죽음'과 '부활', 그리고 '재림'에 대해서는 많이 언급하지 않고 있다는 것이었습니다.

저는 그것에 대해 공부하면서 예수님의 부활이 갖는 의미는 단지 하나님의 아들이신 예수님께서 부활하셨으니 대단하다는 데 그치는 것이 아니라는 사실을 알게 되었습니다. 그의 부활로 인해 우리는 죽음을 이기시고 생명을 주관하시는 분이 하나님이심을 알 수 있습니다. 또한 예수님의 부활은 장차 예수님께서 이 땅에 오실 때 우리도 예수님처럼 부활하게 될 거란 사실에 대한 증표이기도 합니다. 그렇기 때문에 그리스도인에게 죽음은 끝의 의미가 아니라, 부활해서 영원히 천국에서 살아갈 소망의 의미입니다.

나의 영혼아 잠잠히 하나님만 바라라 무릇 나의 소망이 그로부터 나오는도다

… 시편 62장 5절

임종 직후의 간호

Q70 암 환자가 임종한 직후에는 무엇을 해야 하나요?

A70 환자가 사망 진단을 받으면 가족과 지인들은 그를 떠나보내는 의식 또는 작별인사를 합니다. 그리고 사망한 시신을 장례식장으로 옮기기 위한 처리를 합니다.

환자가 사망하고 나서 있을 상황에 대해 알고 있으면 환자를 잃은 사람들을 돕는 데 도움이 될 수 있습니다.

먼저 의사가 환자의 죽음을 확인하면 사망시각을 가족들에게 알려줍니다. 그러면 사람들은 고인의 곁에서 기도하고 생각하며, 울기도, 침묵을 지키기도, 추억에 잠기기도 합니다. 어떤 사람들은 마음의 평정을 찾기 위해서 그 자리를 떠나기도 하며, 또 어떤 사람들은 다른 사람이 무섭고 이상하게 느낄지라도 시신을 만지고 몸을 씻기기를 원하기도 합니다. 그리고 가족은 종교의식(기도)을 하기도 합니다.

그리고는 간호사가 고인의 시신을 다루는데 우선 암 환자가 갖고 있던 주사, 기타 배액관 등은 제거하면서 벌어진 상처는 꿰매줍니다. 물수건으로 시신을 전체적으로 닦고, 구멍을 통해서 물질이 흘러나오는 것을 방지하기 위해 구멍들을 막아줍니다. 그리고 환의를 벗기고 턱받이를 해주면서 시신의 자세를 바르게 해줍니다. 그리고 부드러운 색깔의 이불로 시신을 감싸줍니다. 이때 고인이 아끼던 물건 등을 이불 안에 함께 담아주는 것도 좋습니다.

마지막으로 장례식을 주도할 구성원은 사망신고를 하고, 장례식장 및 화장터 등을 정합니다. 영정사진으로 사용될 사진도 준비합니다. 그리고 사망과 장례식 소식을 주변인들에게 알립니다.

아름다운 영정사진은 미리 준비하는 것이 좋습니다.

여동생은 살아생전에 자신의 아이의 사진과 동영상만 촬영하기에 여념이 없었습니다. 그렇다 보니 정작 자신의 영정사진으로 쓸 최근의 사진이 없었습니다. 가족 또한 암을 치유하는 동안 너무 경황이 없어 동생의 독사진을 한 개도 남기지 못했습니다. 결국은 대학교 졸업사진을 영정사진으로 겨우 사용하게 되었습니다. 아프기 전 통통했던 살이 빠지면서 오히려 생애 가장 아름다웠던 모습이었는데 머릿속에만 담아놔야 한다는 것이 아직까지도 아쉬움으로 남아 있습니다.

너는 흙이니 흙으로 돌아 갈 것이니라 하시니라

··· 창세기 3장 19절

웰다잉에
관하여
알아보기

 웰다잉에 대한 인식

Q71 웰빙만큼 웰다잉도 중요하다고 들었습니다. 웰다잉이 무엇인가요?

A71 살아 있는 동안 잘 사는 웰빙도 중요하지만, 평안하고 품위 있는 죽음
을 맞이하는 웰다잉도 중요합니다. 아름다운 죽음 '웰다잉'에 대한 지혜는
삶을 더욱 풍요롭게 합니다.

지금은 고인이 되었지만, 몇 해 전 췌장암에 걸렸다가 회복해서 돌
아왔던 애플의 창업자 스티브 잡스Steve Jobs는 2005년 스탠퍼드대 졸업
식 축사에서 이렇게 말했습니다.

"죽음은 삶이 만든 최고의 발명품이다. 죽음은 삶을 변화시킨다. 여러분의 삶에도 죽음이 찾아온다. 인생을 낭비하지 말기 바란다."

스티브 잡스의 말에서도 알 수 있듯이 죽음은 삶과 직결될 정도로 아주 중요합니다. 따라서 웰빙만큼 웰다잉에 대해서도 알고 있어야 합니다.

모멘토 모리, 죽어야 할 존재라는 것을 기억하며 살라!

한 남자가 물었습니다.

"요즘 어떻게 지내나?"

다른 남자가 대답했습니다.

"아침에 일어나서 늘 새로운 인생을 사는 사람처럼 지내지. 저녁엔 죽어 있을지 모르니까."

"왜 이러나, 마치 내일 죽을 노인처럼. 하긴 누구에게나 일어날 수 있는 일이긴 하지."

"맞아. 하지만 몇 사람이나 그걸 느끼고 있지?"

이 이야기에서처럼 죽음은 누구에게나 있는 일이고 자연스러운 것입니다. 그런데 인간은 정작 자신이나 주변 사람의 죽음을 대할 때 당황스러워 하거나 두려워합니다. 하지만 성경은 '잔칫집에 가는 것보다 장례식에 가는 게 유익하다'고 말합니다. 죽음을 기억할 때 비로소 우리에게 주어진 삶이 얼마나 의미가 있는지 깨닫게 되기 때문입니다.

초상집에 가는 것이 잔칫집에 가는 것보다 나으니, 모든 사람의 끝이 이와 같이 됨이라 산 자는 이것을 그의 마음에 둘지이다

··· 전도서 7장 2절

서양과 우리나라의 죽음에 대한 인식

죽음에 대한 인식에서 서양과 우리나라는 상당한 차이가 있습니다. 미국, 유럽 등에서는 초·중·고등학교에서 죽음에 대한 내용을 교과목으로 채택하고 교육하고 있습니다. 또 죽음에 대한 강의나 세미나도 보편화되어 있습니다. 서양인들이 죽음을 대할 때 당황하지 않고 한국인들보다 비교적 담담하게 수용할 수 있는 이유 중에 하나는 그들이 부활과 천국이라는 기독교적 사고관을 가지고 있기 때문이라는 것입니다.

그래서 한국의 장례식 분위기가 슬픈 것과는 달리 서양의 장례식 분위기는 밝습니다. 고인의 시신을 앞에 둔 채 그의 생전 일화 등을 나누며 유머러스한 추모의 말을 하기도 합니다. 또 2007년에는 '뉴욕 타임스' 인터넷판에 칼럼니스트 아트 부크월드Art Buchwald의 부고 동영상이 오르기도 했습니다. 아트 부크월드는 동영상에 "안녕하세요. 아트 부

크월드입니다. 제가 조금 전에 사망했습니다"라는 인사말을 남겼습니다. 이는 생전에 녹화했던 것을 다른 사람이 올린 것입니다. 워낙 특이한 경우이기는 하지만 그만큼 서양인들의 죽음 문화가 상당히 개방적이라는 것을 알 수 있습니다.

> 죽음은 끝이 아니다. 죽음은 다른 종류의 삶이다. 죽음을 가져다주는 것은 신이다. 그런데 죽음은 우연히 오는 것도 아니고 의학적 사고도 아니다.
>
> … 마리 루이제 폰 프란츠Marie Louise Von Franz

우리나라에도 웰다잉 바람이 불면서 품위 있는 죽음에 대한 관심이 생기는 듯싶더니 어느새 그 흐름이 사라졌습니다. 현재 죽음에 관한 교육에는 노인들을 대상으로 한 일부 강의와 몇 개의 사설기업에서 이루어지고 있는 죽음 관련 세미나가 전부입니다. 한 대학에서 외국의 생사학에 기본을 둔 죽음 관련 강의를 하고 있기는 하지만 사후세계에 대해서는 기독적인 관점과는 다른 근거를 제시하고 있습니다. 이렇듯 죽음과 죽음 이후의 세계에 대해 성경말씀이 전하는 내용을 전하는 제대로 된 책이 현재는 부족한 상황입니다.

죽음을 받아들이는 크리스천의 자세

죽음의 철학자로 알려진 일본 소피아대학교 알폰스 데켄Alfons Deeken

교수는 저서《행복한 죽음Good Grief》에서 신앙인들은 죽음의 순간을 두려워하지 않고 천국에 대한 소망과 기대감을 가지고 당당히 받아들인다고 말합니다. 이처럼 크리스천에게 죽음은 주어진 숙명일 뿐 아니라 하나님께서 예비하신 천국으로 가기 위한 통로입니다. 마치 어렸을 때 소풍 전날 밤 설레는 마음을 갖고 잠자리에 들듯, 죽음을 맞이하는 밤도 천국으로 들어가기 전날 밤인 것입니다.

> 저희가 이제는 더 나은 본향을 사모하니 곧 하늘에 있는 것이라 그러므로 하나님께서 저희 하나님께서라 일컬음 받으심을 부끄러워 아니하시고 저희를 위하여 한 성을 예비하셨느니라
>
> … 히브리서 11장 16절

아름다운 죽음, '웰다잉' 하는 방법

묘비명

사람이라면 누구나 나의 묘비명에 어떤 글자가 새겨질지 궁금할 것입니다. 살아생전에 이에 대해 고민하고 직접 만들어보는 것은 매우 유익한 일입니다. 묘비명을 직접 만들어보는 순서는 다음과 같습니다.

1. 나의 묘비에 새겨졌으면 하는 명문이나 시문을 고르세요.
2. 1번에 해당하는 묘비명을 선정하게 된 이유를 자세히 적어보세요.

3. 묘비명을 쓰고 난 후의 소감과 앞으로의 마음가짐을 자세히 적어보세요.

유언장

최근 유명 인사들이 인터넷에 유언장을 공개하면서 생전 유서Living will 쓰기에 대한 관심이 높아지고 있습니다. 이렇듯 유언장을 미리 써보고, 필요한 경우 법률전문가에게 유언장이 법적인 효력을 가지려면 어떻게 해야 하는지 조언을 받는 것도 좋은 경험이 될 수 있습니다.

www.mywill.co.kr이나 www.goodbyemail.com 등에서는 온라인으로 유언장을 쓸 수 있는 서비스를 제공하고 있습니다. 국내의 온라인 유언장에는 법적 효력이 없지만 사후 가족들에게 전하고 싶은 메시지나 재산 관련 정보 등 예기치 못한 임종을 대비하기에는 유용합니다. 이때 주변 사람들에게 어떤 유언을 남겨야 할지 모르겠다고 난처해 할 필요는 없습니다. 짧은 한마디라도 좋은 유언이 될 수 있기 때문입니다.

재산 상속

부동산, 채권(받을 돈), 채무(줄 돈), 연금, 보험 등 재산에 대한 정보를 가족에게 미리 알려주는 것이 좋습니다. 또한 정보화시대인 만큼 인터넷으로 많은 일을 처리하기 때문에 주로 사용하는 인터넷사이트 아이디와 비밀번호를 남기는 것도 중요합니다.

영정사진

가능하면 자신이 많이 쇠약해지기 전 건강한 모습일 때 영정사진을 찍어놓는 것이 좋습니다. 임종을 맞고 급하게 영정사진으로 사용할 만한 것을 찾기 어려울 수 있기 때문입니다. 또 사진이 없어 오래전에 찍은 증명사진이나 나오지 않은 사진을 사용하게 될 경우에는 남은 가족들에게 큰 안타까움을 남길 수 있습니다. 고인의 마지막 모습을 아름답게 기억할 수 있게 해주는 것은 남은 사람들을 위해서도 중요합니다.

가족사진

가족사진은 꼭 찍는 것이 좋습니다. 서로 각자의 생활에 바쁘게 살다 보면 변변한 가족사진 하나가 없는 경우가 있습니다. 또 가족사진이 있더라도 너무 오래된 경우도 많습니다. 가족사진은 남겨진 이들에게 소중한 선물이 될 것입니다.

호스피스완화의료 서비스 이용 여부

앞에서도 이야기했듯 암 환자와 가족은 호스피스완화의료 서비스에 대한 사전 지식을 갖고, 이용 여부에 대해 의견을 나누는 것이 좋습니다. 대화 후에 환자는 이용을 할 것인지 말 것인지 자신의 의사를 표현해두어야 합니다.

사전의료지시서Advance Directive 작성

연명치료를 거부한다거나 고통 완화 조치를 최대한으로 해달라는 등의 의사를 밝히는 사전의료지시서가 있다는 것도 알아두어야 합니다. 하지만 현재 국내의 환자와 가족 중 대부분이 사전의료지시서를 잘 알지 못하기 때문에 그것을 작성하는 수가 전체의 1%도 되지 않습니다. 그러면서 최선을 다한다는 명목으로 끝까지 항암 치료를 시행해 편안한 임종을 준비해야 할 다수의 암 환자들이 말년을 고통 속에서 보내고 있습니다. 말기 암 환자 가운데 임종 직전 1개월 동안 항암제를 사용하는 비율이 한국은 30.9%, 미국은 10%로 한국이 세 배 이상 높습니다. 자신의 치료에 대한 의사를 밝히는 것은 암 환자 본인을 위해서도, 가족을 위해서도 바람직한 일임을 알아야 합니다.

삶을 마감할 때 말하는 '걸걸걸'

죽기 전 후회하며 말하게 되는 '걸걸걸'이 있다고 합니다. 보통 나이 든 여성의 경우에는 '며느리에게 잘할걸', '조금만 더 베풀걸', '조금만 더 재미있고 즐겁게 살걸'이라며 후회한다고 합니다. 나도 나중에 이러한 후회를 하지는 않을지 생각해보아야 합니다.

조금 다른 이야기이지만 저도 '껄껄껄'을 말한 적이 있습니다. '여동생이 가족과 아기에게 편지를 쓸 수 있도록 도와줄걸', '아기 사진만 찍지 말고 여동생 사진도 많이 찍을걸', '여동생 인터넷사이트 ID와 비밀번호 등을 미리 물어봐 둘걸'이란 아쉬운 후회를 한 것입니다.

우리가 살아도 주를 위하여 살고 죽어도 주를 위하여 죽나니
그러므로 사나 죽으나 우리가 주의 것이로다

··· 로마서 14장8절

 장기기증

Q72 장기기증은 왜 해야 하고, 어떻게 할 수 있나요?

A72 장기기증을 통해 다른 사람에게 새 생명을 주는 행위는 인간이 할 수 있는 가장 고결한 일입니다. 장기기증 신청은 관련 단체에서 하면 됩니다.

대한민국의 1호 장기기증자는 1979년 당시 50대였던 뇌사자 남성입니다. 이 남성의 부인은 남편이 평소 '가진 건 없어도 좋은 일을 하고 싶다'는 말을 자주 했다며, 장기기증을 승낙했다고 합니다.

장기기증의 날을 9월 9일로 정한 이유는 뇌사 시 장기기증으로 9명의 생명을 구할 수 있기 때문입니다. 이에 사랑의장기기증운동본부는 Save 9(장기기증으로 9명의 생명을 구합시다)라는 캠페인을 전개해오고 있습니다.

한 명의 뇌사자가 기증할 수 있는 장기

심장	1개
신장	2개
간	1개
폐	2개
췌장	1개
각막	2개
총	9개

　특히 각막 이식은 고인의 신체를 크게 상하게 하지 않고도 큰 가치를 만들어낼 수 있는 일입니다. 현재 우리나라에는 각막 이식만 받으면 시력을 회복할 수 있는 시각장애인이 2만 명이 넘습니다. 그러나 우리는 아직 기증률이 낮아 각막을 외국에서 300만 원에 수입하고 있습니다. 2009년 한 해 동안 각막을 기증한 사람은 207명에 불과합니다. 사랑의장기기증운동본부에 의하면 "사망자 중 1%만 각막을 기증해도 현재 우리나라의 각막이식 대기자 모두가 수술을 받을 수 있다"고 합니다.

　이처럼 현재 우리나라에는 장기기증에 대한 인지도가 낮은 사람들이 대부분입니다. 또 시신을 훼손시킨다는 염려 때문에 거부감을 가지고 있습니다. 1979년에 1호 장기기증이 시작된 이래로 지금까지 생명을 나눠주고 떠난 뇌사자 수는 2천 명이 넘습니다. 하지만 2007년 조사에 따르면 인구 100만 명당 기증자 수가 스페인은 34.3명, 미국은 26.6명인 반면에, 한국은 3.1명에 그치고 있습니다.

서양에서는 많은 사람들이 살아생전에 갑작스레 죽을 경우를 대비해서 미리 장기기증 등록을 하고 있습니다. 장기기증 희망 등록자가 미국은 전체 인구의 36%, 영국은 23%, 일본은 12%인 것에 비해서 한국은 1.5%밖에 되지 않습니다. 장기기증에 대한 대대적인 홍보가 필요한 상황인 것입니다.

장기기증 희망 등록은 사랑의장기기증운동본부에서 할 수 있습니다. 그리고 장기기증 희망 등록을 하면 장기기증자임을 알리기 위해 장기기증동록증과 운전면허증에 붙이는 스티커를 보내줍니다. 장기기증 희망 등록을 하기 위해서는 가족의 허락을 받아야 합니다. 그리고 만 20세 미만의 미성년자의 경우 부모 등 법정대리인의 서명과 법정대리인임을 확인할 수 있는 증빙서류(주민등록등록 또는 호적등본)를 첨부해야 합니다.

사랑의장기기증운동본부 연락처

전화	1588-1589
홈페이지	www.donor.or.kr
팩스	02-363-3163
이메일	donor@donor.or.kr
주소	(120-723) 서울 서대문구 충정로3가 464 충정타워 7층 사랑의장기기증운동본부

2000년 열여섯 살의 나이에 다발성 뇌출혈로 쓰러진 석민이도 여덟 명을 살리고 세상을 떠났습니다. 석민이는 사고 직전까지만 해도 아버지께 "아빠처럼 목사님이 되는 게 좋을까, 과학자가 되는 게 좋을까?"라고 물었던 꿈이 많은 아이였습니다.

그런데 장기기증을 결정한 뒤 망연자실해 있는 강 목사에게 의사가 다가와 "피부와 뼈도 기증하시면 안 되겠습니까? 화상을 입은 환자들이 그것을 절실히 필요로 하는데 기증자가 좀처럼 없습니다"라고 말하기까지 했습니다. 쉬운 일이 아님에도 강 목사는 그 모든 것을 허락하고 부인을 위로했습니다. "석민이가 살지 못한 나머지 인생을 다른 사람들이 이어서 살게 합시다"라고 하면서 말입니다. 석민이를 먼저 하늘나라에 보낸 후 지금도 강 목사는 목회를 통해서 장기기증의 중요성에 대해서 설파하고 있습니다. 석민이는 장기기증으로 복음을 전하는 밀알이 되었습니다.

하지만 모든 뇌사자 유족이 강 목사처럼 의연하지는 않습니다. 다른 장기기증자의 유족은 친척들이 "고인을 곱게 보내주지 않고 몸에 칼을 댔다"고 흉을 봐서 마음고생이 심했다고 고백하기도 합니다. 이러한 일은 장기기증에 대한 올바르고 긍정적인 의식의 부족 때문에 생깁니다. 환자 본인의 결단과 가족의 이해가 있어야 하며, 앞으로 장기기증 캠페인을 통해서 장기기증의 중요성과 가치에 대한 국민적인 인식 고양이 필요합니다.

여동생의 장례식을 마치고 교회에 갔더니 장기기증 협회에서 나와 장기기증의 중요성에 대해 소개하고 장기기증 신청서를 나누어주고 있었습니다. 저는 각막 기증에 표시를 하고 장기기증에도 담대히 표시를 했습니다. 그리고는 옆에 앉아 있는 부모님을 바라보며 말했습니다.

"저 장기기증 신청해도 돼요? 서양에서는 장기기증 등록을 하는 게 일반적이래요. 미국에서 대학을 졸업하고 온 제 회사 동료의 운전면허증에 장기기증 등록자라고 표시된 것을 본 적도 있어요."

아버지께서는 제가 장기기증 신청서를 쓰는 것에 대해서 말리지는 않으셨지만, 흔쾌히 동의해주지도 못 하셨습니다. 그도 그럴 것이 자식을 잃은 슬픔이 채 가시지 않았는데 또 다른 자식의 신체 일부를 다른 사람에게 주기를 허락해달라는 것은 어려운 요구였던 것입니다. 다음에 해도 되지 않느냐는 아버지의 말씀을 들은 저는 신청서를 가방 속에 넣을 수밖에 없었습니다. 하지만 '여동생을 보내고 하나님께서 장기기증에 대해 알게 해주신 데는 분명 의도하신 바가 있을 거야. 나중에 꼭 장기기증에 관한 글을 써야지. 장기기증에 대한 이해와 필요성, 방법 등을 소개하는 게 하나님께서 원하시는 걸 거야'라는 생각을 했습니다.

장기기증에 대해 알아보고 신청할 것이라는 현재의 굳은 결심과는 달리, 저도 아픔을 겪기 전에는 장기기증에 대해 따로 마음을 갖기가 어려웠습니다. 그래서 장기기증에 대한 이해를 높일 수 있는 교육과 쉽게 참여할 수 있는 방법 등을 알리는 캠페인이 필요하다는 생각을 했습니다.

> 너희가 거듭난 것이 썩어질 씨로 된 것이 아니요 썩지 아니할 씨로 된 것이니 하나님의 살아 있고 항상 있는 말씀으로 되었느니라 그러므로 모든 육체는 풀과 같고 그 모든 영광이 풀의 꽃과 같으니 풀은 마르고 꽃은 떨어지되 오직 주의 말씀은 세세토록 있도다
>
> … 베드로전서 1장 23~25절

 ### 장례식의 의미

Q73 **장례식에는 어떤 의미가 있나요?**

A73 장례식장은 한 사람이 살아온 인생이 마무리되는 곳입니다. 또한 조문객에게는 삶의 진정한 의미에 대해 진지하게 생각해볼 수 있는 시간을 줍니다.

'결혼식에는 안 가더라도 장례식에는 꼭 가야 한다'는 말이 있습니다. 세상의 일에 떠밀려 분주하게 살아온 인생들에게 죽음을 직면한 순간은 인생의 진정한 의미를 되새길 수 있는 기회가 되기 때문입니다. 한 인생의 끝은 항상 아쉽지만 그 인생은 남은 자들의 삶을 풍요롭

게 할 수 있습니다.

평온하게 죽음을 맞이하는 암 환자와 그 가족의 특징은 죽음과 부활을 제대로 이해하는 그리스도인들이라는 것입니다. 그들은 "열심히 돈 벌어서 남을 도우며 착하게 살면 인생을 잘 사는 것인 줄 알았습니다. 하나님을 잊고 너무나 제 마음대로 살아왔습니다. 암에 걸리고 나서야 그것들이 허무했고, 제가 한낱 나약한 인간이란 걸 인정하게 됐습니다. 하나님을 만나게 해준 암은, 제게는 축복입니다. 이 몸은 썩어 없어질 것이지만, 죽음으로써 영생을 얻고 가족들과 다시 만나게 될 테니까요"라고 고백합니다.

생각건대 현재의 고난은 장차 우리에게 나타날 영광과 족히 비교할 수 없도다

··· 로마서 8장 18절

'end'는 두 가지의 의미를 가지고 있습니다. 우리가 잘 알고 있는 '끝'이란 의미와, 조금은 생소한 '그리고 다시 살다'라는 의미가 그것입니다. 죽음도 마찬가지입니다. 일반 사람들에게 죽음은 이생의 끝이라는 의미를 지닙니다. 그러나 예수님의 십자가 부활 소식을 들은 자들에게 죽음은 '그리고 다시 영원히 살다'의 의미를 가집니다.

여동생의 장례식장은 복음을 전하는 축제의 장이었습니다. 여동생

을 6개월 동안 멀쩡히 살게 있게 하시다가, 3일 만에 고통을 거둬 가 주신 것이 하나님의 은혜이자 기적이라고 고백하는 복음의 장이 되었 던 것입니다.

특히 다른 종교인이거나 무신론자였던 20년 지기 친구들에게도 담 대히 복음을 전할 수 있었습니다. 회사 동료 분들께도, 동생 친구들에 게도 말입니다. 여동생의 암 투병을 통해서 깨달은 살아 있는 복음과 하나님의 은혜는 이처럼 단기 선교지에 가서 만나는 이들에게 복음을 받아들이게 하는 데도 쓰였으며, 또한 이 책을 쓸 수밖에 없게 했습니 다. 여동생의 죽음은 분명히 밀알이 된 것입니다. 저희 가족과 암을 치 유 중인 환자와 가족들을 위해서, 그리고 이 책을 읽게 될 모든 이들을 위해서 말입니다.

기독교식 장례 절차

Q74 기독교식 장례와 그 절차가 갖는 의미는 무엇인가요?

A74 기독교식 장례는 떠나는 사람이 사랑하는 사람들에게 남기는 복음 전 파의 기회가 될 수 있습니다.

장례식 예배는 임종예배, 입관예배, 발인예배, 하관예배로 진행됩 니다.

임종예배

먼저 임종이 임박하면 고인이 이 세상과 남은 식구들에게 편한 마음을 남기고 갈 수 있도록 걱정 말고 편히 가라며 여러 가지 좋은 말을 해주어야 합니다. 혹시라도 생전에 가족과 불편했던 기억이 있다면 풀어주거나 옛날에 좋았던 추억을 되새기 것도 좋습니다. 그리고 만약 고인이 갓 입교한 자라면 구원의 확신을 분명히 해주는 것이 좋습니다. 그러기 위해서는 고인이 다니던 교회의 목사나 가족이 알고 있는 목사를 모시고 고인이 편한 마음을 가지고 임종할 수 있도록 임종 예배를 드려야 합니다. 하지만 고인이 갑자기 임종할 경우에는 목사 없이 가족 중 한 사람의 대표기도로 예배를 대신합니다.

입관예배

대개는 병원의 임종실이나 장례식장에서 먼저 입관예배를 드리고 입관실로 향합니다. 입관은 고인을 관 속으로 모시는 과정이기 때문에 가까운 가족들은 반드시 지켜보는 것이 좋습니다. 시신을 알코올로 닦고 솜으로 염을 해 관 속으로 모신 후, 천국에서 다시 만나자는 주제의 천국찬송을 부르며 예식을 진행합니다.

만약 고인이 갑자기 임종했을 경우에는 가족 중 한 사람의 대표기도로 예배를 대신하거나, 입관 후 따로 시간을 정해 장례식장에서 예배를 드립니다.

나는 부활이요, 생명이니, 나를 믿는 자는 죽어도 살겠고, 무
릇 살아서 나를 믿는 자는 영원히 죽지 아니하리니, 이것을
네가 믿느냐

··· 요한복음 11장 25~26절

발인예배

장례버스가 떠나기 전에 드리는 예배입니다. 화장을 할 경우에는 발
인예배를 드린 후 화장을 합니다. 이때 보통은 천국 복음을 전하는 예
배를 드립니다. 고인이 어린 나이에 부모를 두고 먼저 떠나는 경우에
는 자식을 잃은 부모를 위로하는 말씀을 전하기도 합니다.

예수님의 어머니 마리아는 예수님이 십자가에 못 박혀 피를 흘리는
모습을 지켜보아야 했습니다. 아들을 잃는 마리아의 심정은 자식을 잃
는 부모의 심정과 같을 것입니다. 또한 우리 죄인들을 위해서 아들을
십자가에 못 박히게 하시고는 마음 아파하셨을 하나님 아버지의 마음
도 헤아려볼 수 있습니다. 예수님도 사랑 받던 아들이었습니다. 당신
의 아들을 죽이기까지 하면서 우리를 사랑하신 하나님의 사랑을 우리
는 모르는 척해서는 안 될 것입니다.

하관예배

묘에 고인을 매장한 후 드리는 예배입니다. 천국에서 다시 만날 소
망과 남은 자들을 위해 하나님께서 주시는 평안에 대한 설교를 합니다.

성경에서는 천국을 애통, 슬픔, 고통이 없는 곳이라고 표현하고 있습니다. 또 너무 좋은 곳이라는 것을 이 세상 언어로는 모두 표현할 수 없어 '보석이 있는 곳'이라고 말합니다. 우리가 천국에 대해 이해할 수 있는 것은 여기까지입니다. 마치 우리가 개미에게 아무리 인터넷이 무엇인지 설명해도 그들이 알 리가 없는 것처럼 말입니다. 하지만 우리가 이해하지 못한다고 해서 천국이 없다고는 말할 수 없습니다.

> 모든 눈물을 그 눈에서 씻기시매 다시 사망이 없고 애통하는 것이나 곡하는 것이나 아픈 것이 다시 있지 아니하리니 처음 것들이 다 지나갔음이러라
>
> ⋯ 요한계시록 21장 4절

예수님이 큰 나팔소리와 함께 다시 오실 때 예수를 믿고 죽은 자는 영원히 죽지 않는 몸을 얻어 영원히 살 것이며 예수를 믿으며 살아 있는 자는 산 상태에서 영원히 죽지 않게 될 것입니다.

> 보라 내가 너희에게 비밀을 말하노니 우리가 다 잠잘 것이 아니요 마지막 나팔에 순식간에 홀연히 다 변화하리니
>
> ⋯ 고린도후서 15장 51장

> 나팔 소리가 나매 죽은 자들이 썩지 아니할 것으로 다시 살

고 우리도 변화하리라

삼오제

장례식을 치르고 3일째 되는 날 가장 가까운 친인척이 묘에 찾아가서 지내는 삼오제가 있습니다. 이때 묘가 제대로 자리 잡았는지 확인하고 간단한 예배를 드립니다. 예배는 기도, 찬송, 말씀봉독, 묵상, 찬송, 기도 또는 주기도문 외우기의 순으로 진행됩니다.

천국 처소를 소망하라

임종 당일 하루나 이틀 후, 아무리 빨라도 저녁때까지는 여동생이 이 땅에 머물러 있을 거라는 우리의 예상과는 달리 그녀는 급하게 떠났습니다. 오후 1시쯤 어머니의 얼굴을 보고는 어머니의 울음소리를 마지막으로 들으며 이 세상을 떠나려 하고 있었습니다. 저도 여동생의 임종을 지켜보았지만 무엇을 어떻게 해야 할지 몰라 당황하고 있었습니다. 그 전에 동생에게 요한복음 14장 2~3절의 '내 아버지 집에 거할 곳이 많도다 그렇지 않으면 너희에게 일렀으리라 내가 너희를 위하여 거처를 예비하러 가노니, 가서 너희를 위하여 처소를 예비하면, 내가 다시 와서 너희를 내게로 영접하여 나 있는 곳에서 너희도 있게 하리라'는 말씀을 전하고 싶어서 큐티QT Quiet Time집을 선물한 적이 있습니다. 하지만 동생은 큐티집을 읽지 않았고 제가 읽어준다고 하면 읽지

말라고 했었습니다. 여동생의 임종을 지켜보며 저는 이 말씀을 전하지
못한 것을 후회했습니다.

> 만일 땅에 있는 우리의 장막 집이 무너지면 하나님께서 지으
> 신 집 곧 손으로 지은 것이 아니요 하늘에 있는 영원한 집이
> 우리에게 있는 줄 아느니라
>
> ··· 고린도후서 5장 1절

　한참을 어머니 옆에서 함께 눈물 흘리며 말씀을 전할 생각도 못 하
고 있었을 때 하나님께서 천사를 보내주셨습니다. 예전에 저자에게 성
경을 가르쳐주셨던 목사님께서 동생이 위독하니 중보기도를 해달라
는 문자를 받고는 달려오신 것이었습니다. 그리고 더 놀라웠던 것은
목사님께서 임종 예배를 주관하시며 동생에게 주신 말씀은 제가 그토
록 전하고 싶었던 "천국 처소를 예비하노라"라는 말씀이었습니다. 너
무도 감사했습니다. 하나님께서 목사님을 통해 천국 처소에 대한 말씀
을 여동생에게 전하지 않으셨다면 저는 미처 말씀을 전하지 못했던 것
이 평생 마음의 한으로 남았을 것입니다.

> 예수께서 이르시되, 내가 곧 길이요 진리요 생명이니 나로 말
> 미암지 않고는 아버지께로 올 자가 없느니라
>
> ··· 요한복음 14장 6절

제가 하관 예배에서 가족에게 전한 말씀은 요한복음 14장 27절의 '평안을 너희에게 끼치노니 곧 나의 평안을 너희에게 주노라 내가 너희에게 주는 것은 세상이 주는 것 같지 아니하니라 너희는 마음에 근심도 말고 두려워하지도 말라'는 말씀이었습니다. 하나님께서는 정말이지 시기적절하게 우리를 위로하고 격려하는 말씀을 주십니다. 또 그 말씀이 선포되면 놀라운 능력을 발휘합니다. 제가 말씀을 선포한 뒤에 저희 가족은 세상이 주지 못하는, 하나님만이 주실 수 있는 평안을 누렸습니다. 딸을 잃었다는 슬픔이 가득했던 어머니의 얼굴은 보는 저로 하여금 놀라지 않을 수 없게 할 만큼 평온했습니다.

그런데 묘비명을 정할 때 문제가 생겼습니다. 아직 하나님을 모르는 막내 동생이 갑자기 제부가 유교니까 여동생의 묘비명에 '십자가'와 '성도' 명칭을 빼기로 결정했다는 것입니다. 순간 저는 영적 싸움이 여전히 진행 중이라는 것을 절실히 느꼈습니다. 저는 절대로 물러설 수 없었습니다. 살아 있는 제부의 종교의식보다, 또 하나님을 알지 못하는 무지로 인한 남동생의 태도보다 제게 중요했던 것은 여동생의 영혼이 온전히 하나님께 도달하는 것이었습니다. 저는 '십자가'와 '성도' 명칭을 양보할 수 없다고 강력히 주장했고, 다행히 그것들을 지킬 수 있었습니다.

모든 것을 마치고 아직 묘비명 사건의 흥분이 채 가시지도 않은 상태로 집에 가는 버스에서 눈을 감고 있었습니다. 그런데 눈을 감은 깜깜한 시야에 환한 빛과 함께 여동생이 나타났습니다. 그리고 "큰언니,

화내지 마. 대환이는 아직 하나님을 몰라서 그런 거잖아. 그러니까 미워하지 말고 언니가 이해해줘. 난 이제 괜찮아. 고마워" 하며 너무도 밝은 미소로 웃어주었습니다. 그때 '이런 것이 환상이구나' 하는 생각이 들었습니다. 그리고 여동생을 나타나게 하신, 제게 위로를 허락하신 하나님께 감사해 하면서 울음을 멈출 수 없었습니다.

기독교식 장례식과 유교식 장례식 사이에서

기독교식으로 장례 절차를 진행한다 하더라도 다른 친척들과 사전에 의견을 조율해야 합니다. 그리고 친척들은 상주의 의견을 존중해주어야 합니다. 여동생 장례식 이후 저는 아버지와 시골의 장례식에 참석했습니다. 우리가 방문한 장례식은 보통 장례식보다 오랜 시간이 소요됐는데, 그 이유는 기독교식과 유교식을 모두 시행했기 때문이었습니다. 어떤 이는 절을 하고, 또 어떤 이는 묵념을 하는 모습이 지금 우리나라 장례식의 현실을 보는 듯했습니다. 유교 전통이 강한 아버지 고향의 장례식장에서 비록 절충형이었지만 기독교식 장례 절차가 시도되었다는 것만으로도 실로 하나님께서 역사하시는 일이라 생각했습니다.

여동생 장례식 이후 처음으로 방문한 시골 장례식장에서 아버지는 상주를 앞에 두고 어찌해야 할지 몰라서 잠시 주춤하셨습니다. 저는 아버지께 귓속말로 "지난번처럼 향 대신 국화꽃을 놓고 절하는 대신 묵념하면 돼요"라고 말하고는 옆에서 국화꽃 헌화와 묵념을 했습니다. 이후에도 장례식이 진행되는 동안 절을 할 기회가 있을 때마다 아버지께서는 혼자서 묵묵히 묵념을 하셨습니다. 이런 아버지 옆을 지키며 저는 '아, 하나님께서 아버지를 도우라고 나를 이곳에 함께 보내셨구나'라는 생각에 하나님께 감사드렸습니다.

하나님을 믿지 않는 사람들에게

이 책을 빌려 아직 하나님을 모르거나 믿지 않는 사람들에게 하고 싶은 말이 있습니다. 고인에 대한 자신들의 사랑과 경의를 표하는 장례 절차가 다르다는 것에 불만을 갖기 보다는, 고인의 영혼이 구원 받는 것을 더 우선으로 생각하기 바라라는 것입니다. 중요한 것은 장례식 절차가 아니라 고인의 영혼이 구원을 받아 천국에 가느냐, 가지 못하느냐의 문제입니다. 그리고 자신도 예수님이 십자가에서 우리의 죄를 없애주셨고, 그래서 우리의 영혼이 구원을 받았다는 복음을 믿게 된다면 예수님이 이 땅에 다시 오실 때 고인과 천국에서 다시 만날 수 있습니다.

> 만일 우리에게 죄가 없다고 우리가 말하면 우리가 우리 자신을 속이며 또 진리가 우리 속에 있지 아니니라
> … 요한일서 1장 8절

연령별 죽음 인식

Q75 연령별로 죽음을 어떻게 인식하나요? 또 그들을 어떻게 도와야 하나요?

A75 연령별로 죽음을 다르게 인식합니다. 따라서 아이들에게는 죄책감을 갖지 않도록, 청소년들에게는 혼란스러워 하지 않도록, 20~30대에게는 지나친 부담감을 가지지 않도록, 40~50대에게는 남은 인생을 준비하는 계기로 여기도록 도와야 합니다.

사람이라면 누구나 죽음이라는 종착역에 다다르게 될 것입니다. 하지만 죽음을 어떻게 인식하는지는 연령별로 다릅니다. 그들이 죽음을 어떻게 인식하는지 이해하고, 사랑하는 사람의 죽음을 잘 받아들이고 슬픔을 극복할 수 있도록 도와야 합니다.

아이의 죽음 인식

어린 아이들은 갑작스럽게 사랑하는 사람의 죽음을 맞이하면 충격을 받을 수 있습니다. 얼마 전까지만 해도 함께했던 사람이 눈앞에서 사라진 것을 어떻게 받아들여야 할지 몰라 혼란스러워 합니다. 더욱이 어린 아이들은 자기중심적이기 때문에 사랑하는 사람의 죽음이 자신 때문이라고 생각하기도 합니다. 따라서 어린 아이가 죽음을 제대로 인식하도록 돕기 위해서는 우선 고인의 죽음이 아이 때문이 아니며, 죽음은 사람이라면 누구나 맞이할 수밖에 없는 자연스러운 것이라고 알려줘야 합니다.

환자가 암을 치유하는 동안에는 환자에게 일어날 신체적 변화에 대해 미리 말해줘서 아이가 당황스러워 하지 않도록 해주는 것이 좋습니다. 또 모든 관심이 환자에게 쏠려 있기 때문에 아이는 소외감을 느낄 수 있으므로 더 많이 사랑한다고 얘기해주고 환자의 치료를 도울 수 있도록 해주어야 합니다. 마지막으로 환자가 죽었을 때 주변 사람들은 아이에게 슬픔을 숨기지 말고 아이도 함께 자연스럽게 슬퍼하며 고인을 애도할 수 있도록 도와주어야 합니다.

이때 주의해야 할 것도 있습니다. 아이가 죽음의 진실을 알게 되면 충격을 받을까 봐 죽음을 지나치게 미화하거나 "돌아가신 아빠가 너를 보고 있어"라는 식으로 얘기하면 아이들은 죽은 사람이 아직 존재한다고 여길 수도 있습니다. 따라서 천국에 대해서 이야기해주되, 죽음으로 인한 이별에 대해서도 제대로 이야기해주어야 합니다.

청소년의 죽음 인식

청소년들은 신체적으로나 정신적으로 많은 변화가 일어나는 질풍노도의 시기를 겪습니다. 그러면서 죽음의 의미나 사람은 언젠가 죽는다는 생각을 한 번씩은 해봅니다. 그런데 막상 죽어가는 사람을 눈앞에 두면 그를 도와야겠다는 생각을 하면서도 그로 인한 시간과 수고를 부담스러워 합니다. 또 부담스러워 하는 동시에 그에 대한 심한 죄책감에 시달리기도 합니다.

따라서 청소년들이 죽음을 잘 인식할 수 있게 돕기 위해서는 그들이 지나치게 혼란스러워 하지 않고 마음을 안정시킬 수 있도록 도와줘야 합니다. 또 그 죽음은 사람에 따라서 먼저 올 수도, 나중에 올 수도 있다는 것을 받아들일 수 있게 해줘야 합니다. 그렇지 않으면 아무 걱정 없이 지내는 친구들과 비교되는 자신의 처지에 심한 회의감을 느낄 수 있습니다.

반면 청소년에게 고인의 역할을 대신해야 한다고 말하는 것은 좋지 않습니다. 그 부담감에서 벗어나지 못하기 때문입니다. 그래서 다른 사람의 역할을 해야 하는 남겨진 아이는 지나치게 조숙해기도 합니다.

20~30대의 죽음 인식

20~30대들은 보호자의 손아귀에서 벗어나 자신이 직접 선택하고 개척해야 하는 삶을 살아갑니다. 이처럼 자신 스스로를 책임져야 하는 나이인 이들은 죽음을 받아들일 때 어린 아이나 청소년들보다 더 혼란스러워 할 수도 있습니다. 고인의 역할을 자신이 대신해야 한다고 생각하기 때문입니다. 이들이 고인의 죽음을 외면하기는 쉽지 않으며, 고인이 환자였을 때도 직접적인 보호자의 역할을 했던 경우가 많을 것입니다. 그렇게 고인과 함께했던 시간이 많아서 이들은 고인의 죽음에 많은 영향력을 받습니다. 결국 고인의 몫까지 살아야 한다는 생각을 하게 됩니다.

또한 과거의 20~30대들은 어려울 때 '아버지', '어머니', '형', '누나', '

언니', '삼촌' 등으로부터 상담을 받으며 문제를 해결할 수 있었습니다. 그러나 현재 20~30대는 철저한 개인주의로 가족과의 대화가 단절되어 있는 경우가 많습니다. 한 집에 살지만 남보다 못한 존재가 된 경우도 다반사입니다. 안 그래도 고립된 20~30대가 사랑하는 사람을 잃었을 때 느끼는 외로움은 더욱 심하게 다가올 수 있습니다.

따라서 가족은 20~30대와 대화하는 기회를 만들어 서로를 이해하려는 노력을 해야 합니다.

40~50대의 죽음 인식

40~50대는 친인척이나 주변 사람들의 죽음을 자주 접하게 되면서 인생의 의미와 본질에 대해 고민하게 됩니다. 이들에게 죽음은 인생에 있어 무엇이 중요하고 어떻게 사는 것이 가치 있는 것인지를 고민하는 계기가 되는 것입니다.

특히 사회생활에 치이거나 가정을 보살피느라 바쁘게 지내온 이들은 고인과 더 많은 시간을 함께하지 못한 것에 후회를 합니다. 또 그 고인이 부모님이라면 평상시에 부모님께 효도하지 못한 것에 대해 죄책감을 느낍니다.

따라서 40~50대가 죽음을 잘 인식할 수 있게 하기 위해서는 환자가 고인이 되기 전에 그들이 더 많은 시간을 함께 보내도록 도와야 합니다. 특히 남자들은 더 많은 시간을 보내기 위해 노력해야 할 것입니다. 자칫 간호를 여자들에게만 맡기기 쉬운데, 그러면 뒤늦게 돌봐주지 못한 것에 대해 크게 후회를 할 수도 있습니다. 이런 후회 때문에 고인에게 쏟지 못했던 애정을 갚기 위해서 호스피스완화의료 서비스 봉사를 하는 이들도 있습니다.

이처럼 사랑하는 사람의 죽음은 남겨진 사람들에게 상처를 줄 수 있습니다. 하지만 죽음을 제대로 인식하고 극복할 수 있도록 도우면 그들이 받을 상처의 상당량을 줄일 수 있습니다.

어느 날 저는 글쓰기 세미나에서 열일곱 살의 남자아이를 만났습니다. 저는 제가 '암 치유와 복음'에 관련된 책을 쓰고 있다고 소개하며 천국에 있을 여동생의 이야기를 했습니다. 그러자 이 아이는 자신의 할아버지도 자신이 열두 살 때 돌아가셨는데, 그때 너무 당황스러웠다고 말했습니다. 얼마 전까지만 해도 눈앞에 계시던 할아버지가 갑자기 사라져 그 공백을 어떻게 받아들여야 할지 몰랐다고 합니다. 더욱이 아이의 아버지조차도 슬픔을 술로 달래시는 바람에 그 후 가계도 기울었고 아버지가 술을 드시고 오는 날은 집안이 시끄러웠다고 했습니다.

아이는 열일곱 살이 된 지금에서야 할아버지의 죽음을 이해하고 받아들일 수 있게 되었다고 했습니다. 지금은 할아버지 산소에 가서 풀을 뜯으며 할아버지와 혼잣말로 대화하기도 한다고 합니다. 그러면서 누군가가 어렸을 때 죽음에 대해 제대로 알려줬더라면 자신이 좀 덜 힘들었을 것 같았다고 했습니다.

저는 이 남자아이와 이야기를 나누며 책에 연령별 죽음에 대한 인식의 내용을 꼭 넣어야겠다고 결심했습니다.

한 번 죽는 것은 사람들에게 정해진 것이고

··· 히브리서 9장 27절

사랑하는
가족과의 사별에
대처하기

 사별 후 애도의 중요성

Q76 고인과 사별한 것이 너무 슬퍼요. 마음을 추슬러야 할 필요가 있지 않을까요?

A76 사별 후 고인을 잃은 것을 슬퍼하는 감정은 자연스러운 것입니다. 또 남은 자들이 고인의 죽음을 받아들이고 새로운 삶에 적응할 수 있도록 하는 데에도 아주 중요하게 작용합니다.

슬픔은 '상실에 대한 자연적이고 정상적인 반응'이며 우리를 성장하게 하기도 합니다. 또 지나온 삶을 새삼 세세히 들여다볼 수 있게 해줄 뿐만 아니라 우리를 다시 새롭게 일으켜 세워줍니다. 게다가 평소에는 쉽게 범접할 수 없었던 영혼의 깊은 곳으로 우리를 데려다줍니다.

아무리 '나는 괜찮아', '이상 없어'라고 자신의 달래도 사랑하는 사람을 잃은 슬픔은 쉽게 치유되지 않습니다. 오히려 슬픔과 직면해야 합니다. 시간이 해결해줄 거라며 슬픔을 외면해버리면 언젠가 해소되지 못한 슬픔이 일상생활에서 외적인 형태의 문제로 드러나게 될 것입니다.

애도하는 기간은 보통 1년에서 2년 정도지만 경우에 따라 더 긴 시간이 필요한 수도 있습니다. 또 고인이 임종을 맞이하기 전에 그와 어떻게 시간을 보냈느냐에 따라서도 그 기간을 다르게 보내게 됩니다. 고인과 충분히 사랑한다고 표현하고 추억을 많이 만든 사람에게는 고인을 애도하는 동안 그 추억들이 큰 위로가 됩니다. 하지만 고인과 함께하는 시간을 충분히 보내지 못한 사람은 애도하는 동안 고인에게 최선을 다하지 못했다는 죄책감에 시달립니다. 그렇기 때문에 고인의 마지막 시간을 함께하고 사랑을 표현하는 것은 남겨진 자를 위해서도 중요합니다.

창세로부터 그의 보이지 아니하는 것들 곧, 그의 영원하신 능력과 신성이 그가 만드신 만물에 분명히 보여 알려졌나니, 그러므로 그들이 핑계하지 못할지니라

··· 로마서 1장 20절

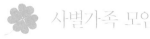 사별가족 모임

Q77 사별가족 모임이란 무엇이고, 그것이 왜 필요한가요?

A77 사별가족 모임은 사랑하는 고인을 보내고 남은 가족들의 모임입니다.
이 모임은 남은 가족들이 다시 생활에 적응하는 데 도움을 줍니다.

암으로 사랑하는 사람들을 잃은 사별가족 모임이 존재한다는 것을 알고 있나요? 사별가족 모임에서는 동병상련할 수 있는 사람들과의 만남과 대화를 통해 위로와 격려를 받을 수 있습니다. 현재 사별가족 모임은 많은 대형 병원 내에 존재하고, 암 종류별 환우 협회나 모임도 있습니다.

대형 병원에는 대표적인 암 환우 모임들이 활성화되어 있습니다. 그러나 주의할 점은 해당 병원에서 치료를 받은 환자들만 가입이 가능하다는 것입니다. 따라서 대형 병원에서 치료를 받는 경우에는 암 환우들을 통해서 정보나 공감 등의 도움을 받을 수 있으므로 암 환우 모임에 대해 알아보는 것이 좋습니다.

그 밖의 암 환우들의 협회나 모임은 인터넷 검색 등을 통해서 찾을 수 있습니다. 그러나 몇 개의 큰 모임을 제외한 다른 모임들 중에는 특정 제품을 판매하기 위한 모임이 대부분입니다. 따라서 아래에 소개하는 환우 모임 외의 다른 환우 모임에 갈 때는 주의해야 합니다.

또 서울 강남역에 위치한 '사랑의교회' 내의 호스피스 섬김 부서에 있는 모임을 소개하고자 합니다. 이곳의 모임은 크게 여자들의 모임,

남자들의 모임, 아이들의 모임으로 나누어집니다. 여자들의 모임에는 사별 후 2년이 지나지 않은 이들의 '주바라기팀'과 2년이 지난 이들의 '샬롬회'가 있습니다. 남자들의 모임명은 '혼자된 남자들의 모임'인데 다른 말로 G.F 모임이라고 하기도 합니다. 여기서 G.F는 'God Father', 'Good Father', 'Good Friends'를 의미합니다. 마지막으로 암으로 부모를 잃은 아이들을 위한 모임의 이름은 '사랑의 울타리'입니다.

사랑의교회의 사별가족들과 호스피스 섬김 봉사자들의 전체 모임은 1년에 한 번 열리고 있습니다. 또 3박4일 캠프도 있어서 사별가족들이 감정을 표출할 수 있도록 도와주고 회복할 수 있게 합니다.

매년 12월 크리스마스 전주 월요일에 호스피스완화의료 봉사자들과 암 환자와 그 가족 및 호스피스 관련 협력 기관들의 모임이 모여서 사역 사례 보고 등을 하는 재충전 시간이 있습니다. 저는 호스피스 봉사를 하는 이들은 어떤 사람이며, 호스피스와 관련해서 무슨 일이 진행되고 있는지 궁금했습니다. 그리고 이 책을 통해서 혹시 전해야 할 것이 있지 않을까, 하는 생각에 '2011년 호스피스 가족의 밤'에 참석했습니다.

그런데 행사 중에 어린아이들이 나와서 밝은 음악에 맞춰 뮤지컬 같은 공연을 했습니다. 순간 '여름성경학교도 아니고 호스피스 행사에 웬 공연?'이라는 생각이 들었습니다. 하지만 공연이 끝나고 이 공연을 소개하는 멘트를 듣고는 눈물을 흘리지 않을 수 없었습니다. 그 공연은 암으로 부모님을 잃은 아이들의 모임인 '사랑의 울타리'를 통해 마음을 회복한 아이들이 밝게 잘 살고 있다는 것을 표현하기 위해 스스로 준비한 공연이라고 했습니다. 그날 어떤 모임에서는 바자회로 얻은 수익금을 그 아이들의 장학금으로 기증하기도 했습니다. 순간 저는 이 책을 통해 얻은 수익을 바로 저 아이들을 위해서 사용하면 되겠구나 싶었습니다. 그리고 하나님께서 나를 이 자리에 있게 하셨구나, 하는 생각을 했습니다.

오직 우리의 시민권은 하늘에 있는지라 거기로서 구원하는 자, 곧 주 예수 그리스도를 기다리노니

… 빌립보서 3장 20절

 ## 사별 가족을 위해 할 수 있는 일

Q78 사별 가족을 위해서는 무엇을 하면 좋을까요?

A78 사별 가족 앞에서 고인을 사랑하고 기리는 것을 꺼리지 말고, 표현하고 공감하는 것이 좋습니다. 또 책이나 음악 등의 애정 어린 선물도 도움이 될 수 있습니다.

고인을 충분히 애도함으로써 슬픔을 극복한다는 것이 고인을 잊는다는 의미는 아닙니다. 앞에서도 이야기했듯 고인이 자신의 마음속에

머물 자리를 만들어주고 예전의 생활로 돌아가는 과정인 것입니다. 이렇게 고인을 기리는 일은 아주 중요합니다. 또한 사랑하는 사람이 떠나고 나면 남겨진 사람들에게는 고인이 떠난 지 한 달 되는 날, 1년 되는 날 등 새로운 의미가 부여되는 날들이 생깁니다. 고인의 기일이나 특별한 날은 기억했다가 기리는 것이 좋습니다. 또 이 날에는 고인의 친구들을 초대해서 고인을 회상하며 좋은 시간을 보낼 수도 있습니다.

고인을 보낸 가족들은 정신없이 장례식을 마치고 나면 조용한 시간을 보내게 됩니다. 저도 이때 장례식장에서 받은 위로의 책을 펴 들었습니다. 장례식이 끝난 후 위로의 전화와 함께 위로가 되는 책을 보내주는 친구들과 지인들이 있었습니다. 특히 하나님을 믿지 않는 친구조차도 제게 하나님의 위로의 말씀이 든 책을 선물해주었습니다. 저는 그 책들을 읽으며 회복할 수 있었고, 물론 이 책을 쓸 때도 도움이 많이 되었습니다.

동생의 첫 번째 기일에는 그녀의 초등학교·중학교 친구들이 케이크를 사 들고 집에 찾아왔습니다. 동생과 우리 가족을 잊지 않고 찾아와준 동생 친구들에게 무척 고마웠습니다. 그리고 사랑하는 사람을 먼저 떠나보낸 가족에게 이러한 손길은 큰 도움이 될 수 있다는 것을 깨달았습니다.

주변에 사랑하는 사람을 먼저 떠나보낸 가족이 있다면 부담스러워할까, 걱정하며 머뭇거리지 말고 관심을 표현해주는 것이 좋습니다.

그들에게는 큰 위로와 힘이 될 것이기 때문입니다. 책, 음반 등 사별 가족을 위로할 수 있는 선물은 많이 있습니다.

내가 궁핍하므로 말하는 것이 아니니라 어떠한 형편에든지 나는 자족하기를 배웠노니 나는 비천에 처할 줄도 알고 풍부에 처할 줄도 알아 모든 일 곧 배부름과 배고픔과 풍부와 궁핍에도 처할 줄 아는 일체의 비결을 배웠노라

… 빌립보서 4장 11~13절

 사별 가족에게 보내는 메시지

Q79 사별 가족에게 꼭 하고 싶은 말은 무엇인가요?
A79 신앙을 가지세요. 그리고 교회에 출석하면서 성경말씀을 들으며 믿음을 키워나가세요.

피터 퍼디낸드 드러커Peter Ferdinand Drucker는 진정한 르네상스 인간이요, 현대 경영의 아버지이며 20세기의 가장 명석한 사상가 중 한 사람입니다. 가장 과학적인 사람이라 해도 과언이 아닌 그 역시도 예수그리스도를 믿었습니다. 피터를 인터뷰한 기자가 물었습니다.

"어떻게 예수그리스도를 자신의 구주로 받아들이게 되었습니까?"

그는 웃으며 대답했습니다.

"은혜를 깨닫던 그날, 세상에 이보다 수지맞는 일은 없다는 걸 알았지요!"

> 하나님이 세상을 이처럼 사랑하사 독생자를 주셨으니 이는 그를 믿는 자마다 멸망하지 않고 영생을 얻게 하려 하심이라
> … 요한복음 제4장 16절

> 누구든지 사람 앞에서 나를 시인하면 나도 하늘에 계신 내 아버지 앞에서 그를 시인할 것이요, 누구든지 사람 앞에서 나를 부인하면 나도 하늘에 계신 내 아버지 앞에서 그를 부인하리라
> … 마태복음 10장 32~33절

어떤 사람은 첫눈에 반해서 사랑에 빠지기도 하지만 대부분은 함께 지내면서 사랑에 빠집니다. 교회에 가야 하는 이유가 바로 이것입니다. 그리고 상대방이 먼저 나를 사랑해주니까 나도 같이 그를 사랑하게 되는 것입니다. 당신과 예수님의 관계에서도 마찬가지입니다.

> 그러므로 믿음은 들음에서 나며 들음은 그리스도의 말씀으로 말미암았느니라
> … 로마서 10장 17절

또 성경은 하나님의 우리를 향한 사랑이 적힌 러브레터입니다. 교회에 출석하고 설교를 통해 성경말씀을 들어야 하나님께서 우리를 사랑하신다는 것을 깨달을 수 있습니다. 또 연인 사이에서도 고백만 있고 만남이 없으면 사랑이 커질 수 없는 것처럼 교회에 출석해서 다른 성도들과 함께 사랑을 보고, 배우고, 실습해야 믿음이 커집니다. 꼭 가까운 교회에 출석해서 설교말씀과 성도들과의 교제로 기쁨을 누려야 합니다. 이것은 암을 이겨내기 위해 꼭 필요한 일입니다.

그런즉 너희가 어떻게 행할 것을 자세히 주의하여 지혜 없는 자같이 말고 오직 지혜 있는 자같이 하여, 세월을 아끼라 때가 악하니라 그러므로 어리석은 자가 되지 말고 오직 주의 뜻이 무엇인가 이해하라

··· 에베소서 5장 15~17절

암 환자와 가족들에게 좋은 선물

Q80 암 환자와 가족들에게 어떤 선물을 하는 것이 좋을까요?

A80 시, 책, 음반 등은 환자와 가족들을 위한 좋은 선물이 될 수 있습니다.

허전하고 복잡한 심정을 달래고 치유하는 데 시, 책, 음반 등이 도움

이 될 수 있습니다.

시나 책 중에서도 환자나 가족과 같은 상황을 경험한 이야기나 그것을 잘 극복한 이야기, 그리고 차분하고 따뜻한 내용의 것이 좋습니다. 읽는 사람이 그 내용에 공감하게 되면서, 복잡한 생각과 마음을 정리하고 안정을 찾는 데 도움을 주기 때문입니다.

음악을 선물할 때는 물론 듣는 사람이 좋아하는 장르가 가장 좋을 것입니다. 그런데 마음의 안정을 주는 음악이 필요하다면 다음과 같은 기준으로 선정하는 것이 좋습니다.

첫째, 멜로디가 안정적이면서도 감미로운 음악을 추천해주세요.

안정적이고 감미로운 음악이 안정을 찾는 데도 도움이 되겠지만, 특히 암 환자가 통증을 느낄 때는 작은 소리에도 신경이 민감하게 반응해 통증을 자극할 수도 있기 때문입니다. 그런데 가능하다면 가요보다는 복음성가 등의 CCM이나 찬송가를 권하고 싶습니다. 그것들 중에는 마음에 안정을 주는 멜로디로 구성되어 있는 것들이 대부분이기 때문입니다.

둘째, 긍정적인 내용의 가사가 담긴 음악을 추천해주세요.

긍정적인 언어를 사용하면 몸속에서 긍정 호르몬이 생성되어 회복에 도움을 주는 것처럼 긍정적인 가사 또한 같은 효과를 나타냅니다. 스스로 긍정적인 생각이 힘들 때도 긍정적인 가사가 도움을 주기도 합니다. 특히 암 치유 기간 동안에는 순간순간 드는 두려움이 틈을 파고들지 않도록 긍정적인 가사의 음악 듣기를 생활화하는 것이 좋습니다. 이때 존재를 요하게 여겨주고 아픔을 공감해주는 예수님(하나님)이 계시다는 것을 기억하게 해주는 복음성가나 찬송가는 그 무엇보다도 추천될 만합니다.

셋째, 가사가 없는 연주곡을 추천해주세요.

때로는 가사가 없는 잔잔하면서 감미로운 음률의 피아노 연주곡이나 클래식 연주곡이 도움이 되기도 합니다. 특히 앞에서도 이야기했듯 고통이 심해서 괴로울 때 가사가 있는 음악은 자칫 고통을 자극하는 요소가 될 수 있습니다. 이때 가사가 없는 연주곡은 고통 대신 잔잔한 멜로디에 집중하게 함으로써 상대적으로 고통을 덜 느끼고 안정을 찾을 수 있게 도와줍니다. 더욱 추천하고 싶은 것은 복음성가를 피아노나 클래식 연주곡으로 편곡해서 현대적인 감각으로 표현한 곡들입니다.

암 환자와 가족을 위한 책

● 대형 병원의 암 환우들의 모임

비너스회	유방암	서울대병원	www.koreavenus.com	500여 명	2001년
가유회	유방암	강남성모병원	cafe.daum.net/bosom-a	380여 명	1998년
핑크리본	유방암	서울아산병원	www.amc.seoul.kr	400여 명	2003년
숨소리회	폐암	분당서울대병원		160여 명	2006년
암환우회	모든 암	경희대동서신의학병원	www.cleancancer.co.kr	120여 명	2000년
성우회	후두암	고대안암병원		120여 명	1992년
사랑나눔회	소아암	여의도성모병원		500여 명	1998년
한빛나눔회	백혈병,소아암	세브란스병원	www.soam.or.kr	700여 명	1997년

● 그 밖의 암 환우들의 모임

한국유방암환우연합회	유방암	www.kobc.co.kr
대장암과 싸우는 사람들의 모임	대장암	cafe.daum.net/AMCCRC
사랑의교회 주바라기팀	모든 암	http://hospice.sarang.org
사랑의교회 샬롬회	모든 암	http://hospice.sarang.org
사랑의교회 혼자된 남자들의 모임	모든 암	http://hospice.sarang.org
사랑의교회 사랑의 울타리	모든 암	http://hospice.sarang.org

암 환자와 가족을 위한 책

● 지성 치료, 마음가짐

《그중에 제일은 사랑이라》 이병욱/ 중앙M&B

《암 진단 후 꼭 필요한 88가지 어드바이스》 모리모토 미사코/삼호미디어

《암~ 마음을 풀어야 낫지》 김종성/ 전나무숲

《암은 낫는다 고칠 수 있다》 아보 도오루, 기준성 , 후나세 순스케/ 중앙생활사

《암은 없다》 황성주/ 청림출판

《암을 손님처럼 대접하라》 이병욱/ 중앙M&B

《암환자 가족이나 친구를 돌봄에 대한 100문 & 답》 스잔나 L. 로즈, 리차드 T. 하라/ 신일북스

《암환자는 암으로 죽지 않는다》 최일봉/ 열음사

《제 가족이 암이래요》 나임일/ 파루

《항암제로 살해당하다》 / 후나세 순스케/ 중앙생활사

《희대의 소망》 이희대/ 두란노

● 증상 관리

《암환자 증상관리를 위한 간호지침》 정복례, 한지영/ 현문사

《정신간호 이론의 이해와 적용》 최귀순, 고성희/ 메디컬코리아

● 감성 치료

《내가 고통당할 때 하나님 어디 계십니까?》 필립 얀시/ 생명의말씀사

《오늘 당신의 아이를 안아주셨나요?》 티파니 필드/ 책으로여는세상

《울어야 삽니다》 이병욱/ 중앙M&B

《웃음에 관한 특별 보고서》 장경수, 이동규/ 랜덤하우스코리아

《지금 알고 있는 걸 그때도 알았더라면》 류시화/ 열림원

《폴 투르니에의 치유》 폴 투르니에/ CUP

《항암제로 살해당하다 2》 후나세 순스케/ 중앙생활사

● 영성 치료

《상실 수업》 엘리자베스 퀴블러 로스, 데이비드 케슬러/ 이레

《생애 마지막 사랑수업》 모린 킬리, 줄리 잉링/ 미디어윌

● 복음

《굿뉴스》 전병욱/ 규장

《그 청년 바보의사》 안수현, 이기섭/ 아름다운사람들

《목적이 이끄는 삶》 릭 워런/ 디모데

《어느 무신론자의 편지》 에드워드 보이드, 그레고리 보이드/ 미션월드라이브러리

《영성에의 길》 헨리 나우웬/ 한국기독학생회출판부

《차마 신이 없다고 말하기 전에》 박영덕/ 한국기독학생회출판부

* 《저서명》 저자(역자)/ 출판사, 가나다 · ABC 순

암 환자와 가족을 위한 CCM, 복음성가

〈갈망〉 P.O.P/ 2집 Aaron`s Blessing (아론의 축복)/ 샴스 미디어

〈고백〉 P.O.P/ 2집 Aaron`s Blessing (아론의 축복)/ 샴스 미디어

〈그 길 위에서〉 정지선/ 1집 The Gift (선물)/ 씨씨엠허브

〈그 사랑 얼마나〉 이지은/ 트리니티 Best Of Best Collection/ 한국음원제작자협회

〈기적〉 김수지/ 1집 하나님을 느낌

〈나의 부르심〉 가스펠 코러스/ 마이 트레져/ 비컴퍼니

〈내 이름 아시죠〉 Various Artists (찬양하는 사람들)/ 트리니티 Best Of Best Collection/ 한국음원제작자협회

〈내가 너를 도우리라〉 호산나 싱어즈/ 새신자를 위한 찬양 선물 2/ 킹핀 엔터테인먼트

〈너무 늦은 건가요〉 김수지/ 트리니티 Best Of Best Collection/ 한국음원제작자협회

〈누군가 널 위해 기도하네〉 김수지/ 트리니티 Best Of Best Collection/ 한국음원제작자협회

〈당신은 사랑 받기 위해 태어난 사람〉 가스펠 코러스/ 찬양의 열매 - Love/ 비컴퍼니

〈또 하나의 열매를 바라시며〉 조수아/ 3집 Love Letter

〈마음이 상한 자를〉 옹기장이/ Worship 2 ~ I Desire To Be Blessing In Your Eyes/ 비컴퍼니

〈반석 위에/ 포스〉 2집 Letter To The Sky

〈섬김〉 강찬/ 3집 섬김/ 씨씨엠허브

〈소원〉 꿈이 있는 자유/ 3집 아침묵상/ 씨씨엠허브

〈아론의 축복〉 P.O.P/ 2집 Aaron`s Blessing (아론의 축복)/ 샴스 미디어

〈아빠와의 예배〉 Various Artists (소향)/ Contemporary Christian Music

〈여호와로 기억하게 하는 자〉 P.O.P/ 2집 Aaron`s Blessing (아론의 축복)/ 샴스 미디어

〈영원한 사랑〉 김수지/ 1집 하나님을 느낌

〈완전한 그 사랑〉 P.O.P/ 1집 생명력/ 씨씨엠허브

〈은혜〉 P.O.P/ 2집 Aaron`s Blessing (아론의 축복)/ 샤스 미디어

〈이 시간 너의 맘속에〉 김수지/ 3집 Gift/ (주) 만인에 미디어

〈전심으로〉 주리/ 1집 값을 수 없는 사랑/ 한국음원제작자협회

〈주님 다시 오실 때까지〉 포스/ 3집 Butterfly

〈진리의 성령〉 P.O.P/ 2집 Aaron`s Blessing (아론의 축복)/ 샤스 미디어

〈하나님은 너를 만드신 분〉 Various Artists/ CCM 리더/ 씨제이앤엠

〈하나님은 너를 지키시는 자〉 Various Artists (아침)/ 트리니티 Best Of Best Collection/ 한국음원제작자협회

〈하나님의 사랑〉 P.O.P/ 2집 Aaron`s Blessing (아론의 축복)/ 샤스 미디어

〈하늘 소망〉 소망의 바다/ 약속의 땅을 향하여

〈하늘을 봐〉 강찬/ 3집 섬김/ 씨씨엠허브

〈항해자〉 시와 그림/ 청혼

* 〈곡명〉 아티스트/ 앨범명/ 배급사, 가나다 · ABC 순

암 환자와 가족을 위한 연주곡

〈골목을 돌면〉 구혜선/ 구혜선 소품집 - 숨/ (주)KMP홀딩스

〈나 같은 죄인 살리신〉 소마트리오/ 2집 I Love You

〈나 무엇과도〉 박유선/ 묵상을 위한 피아노 앨범

〈내 이름 아시죠〉 박유선/ 묵상을 위한 피아노 앨범

〈또 하나의 열매를 바라시며〉 소마트리오/ 2집 I Love You

〈밤비소리〉 구혜선/ 구혜선 소품집 - 숨/ (주)KMP홀딩스

〈별별이별〉 구혜선/ 구혜선 소품집 - 숨/ (주)KMP홀딩스

〈사랑의 꿈〉 구혜선/ 구혜선 소품집 - 숨/ (주)KMP홀딩스

〈십자각의 길 순교자의 삶〉 박유선/ 묵상을 위한 피아노 앨범

〈좋으신 하나님〉 박유선/ 묵상을 위한 피아노 앨범

〈주님 사랑 온누리에〉 소마트리오/ 2집 I Love You

〈주의 임재 앞에 잠잠해〉 소마트리오/ 2집 I Love You

〈참 아름다워라〉 소마트리오/ 2집 I Love You

〈축복송〉 소마트리오/ 2집 I Love You

〈하나님은 너를 지키시는 자〉 소마트리오/ 2집 I Love You

〈향기〉 구혜선/ 구혜선 소품집 - 숨/ (주)KMP홀딩스

〈형제의 모습 속에〉 소마트리오/ 2집 I Love You

〈Rain〉 구혜선/ 구혜선 소품집 - 숨/ (주)KMP홀딩스

* 〈곡명〉 아티스트/ 앨범명/ 배급사, 가나다 · ABC 순

키워드로 보는
기독교

어느 날 가수 박진영이 〈힐링캠프〉라는 텔레비전 프로그램에 나와서 자신의 고민을 이야기하는 것을 보았습니다. 그는 '세상과 사람을 만든 자가 누구인가?'에 대한 답을 찾는 것이 자신의 고민이라고 말했습니다. 인생의 목표였던 돈, 명예, 나눔은 성취했지만 채워지지 않는 그 몇 퍼센트. 보통 사람들은 이것을 인생을 마감할 때쯤 느끼지만 그는 누구보다도 열심히 살았기에 조금 빨리 느끼게 되었을 것입니다.

삶을 마무리해야 할 때가 되면 누구나 삶의 진정한 의미를 찾게 됩니다. '하나님은 누구인가? 세상은 무엇인가? 나는 누구이며, 왜 존재하는가? 그리고 이 세상을 마친 후의 세상은 어떠한가?'를 고민하는 것입니다. 암 환자 역시 육적인 고통과 정신적인 고통을 느낄 뿐만 아니라 영적인 고통도 겪습니다. 영적인 고통 중에서도 가장 큰 것은 사후세계에 대한 불안감입니다. 레프 니콜라예비치 톨스토이 Lev Nikolaevich Tolstoi 등 위대한 사람들 또한 이것에 대해서 고민했지만, 그 누구도 답을 말하지 못하고 죽었습니다.

그런데 세상, 사람, 사후세계에 대해 정확히 이야기하고 있는 유일한 것이 있습니다. 바로 성경입니다. 이 사후세계에 대한 고민은 기독교가 아니면 해결해줄 수 없습니다.

암과 기독교의 현황에는 참으로 비슷한 점들이 많습니다. 사람들을 현혹하는 정보들이 난무하고 있음에도 불구하고 나음을 받는 사람들이 있다는 점이 그것입니다. 그렇기 때문에 기독교는 암 환자에게 명약이 될 수 있습니다.

우선 기독교에서는 죽음을 이 세상의 끝으로 보지 않습니다. 성경은 사람은 누구나 한 번은 죽고, 사람이 잠시 머물다가 가는 곳이 이생이라고 말합니다. 우리를 가리켜 하나님과 영원히 함께하는 영원의 세계에 들어가기 전에 이 세상에 잠시 머물다가 가는 나그네와 같은 존재라고 하는 것입니다. 또한 기독교에서 말하는 죽음에는 한 가지 의미가 더 있다는 것을 강조하고 싶습니다. 보통 죽음이 육체적인 죽음, 이생에서의 마침만을 이야기한다면, 기독교에서의 죽음은 더 나아가 영혼의 죽음까지 이야기합니다. 이 세상의 삶을 마감할 때 예수그리스도를 믿느냐의 여부에 따라서 지옥을 경험할지, 영원히 하나님과 함께 사는 천국을 경험할지가 결정된다고 여기는 데가 바로 기독교입니다.

누구나 한 번쯤은 길을 지나다가 '예수천국, 불신지옥'의 구호를 들어보았을 것입니다. 예수님을 믿는 저조차도 그들의 모습을 보면 거부감이 들기도 하지만, 그들이 말하는 핵심은 우리가 주의해서 살펴볼 필요가 있습니다. 하나님의 아들이자, 동등자인 예수님이 죽었다가 3일 만에 다시 살아나셨다는 것은 우리에게 큰 의미를 지닙니다. 생명을 주관하는 존재라는 것입니다. 기독교를 믿는 것은 예수님처럼 우리 또한 죽음에서 다시 살아나 하나님과 영원히 살게 될 것임을 믿는 것입니다.

아래는 '성경말씀'을 기반으로 기독교에서 말하고 있는 삶과 죽음에 대해서 이야기한 것입니다.

성경

성경은 하나님께서 우리로 하여금 알게 하고 싶으신 것을 알도록 주신 말씀입니다. 성경에는 하나님, 세상, 인간, 죽음, 사후세계에 대해 명확히 적혀 있습니다. 성경의 핵심 주제를 명확히 알아야 하는데, 구약은 예수님을 예언하고 신약은 예수님이 바로 그 예언된 존재라는 것을 밝힙니다. 그리고 하나님께서 처음에 사람을 영원히 살게 하셨던 것처럼 예수님을 통해 다시 함께 영원히 살게 하셨다는 것이 드러나 있습니다.

또 어릴 때부터 네가 성경을 알았으니 그 성경은 너로 그리스도 예수 안에 있는 믿음으로 인하여 구원에 이르도록 지혜롭게 할 수 있느니라 모든 성경은 하나님의 영감으로 주어진 것으로 교리와 책망과 바로잡음과 의로 훈육하기에 유익하니 이는 하나님의 사람이 온전하게 되며 모든 선한 일에 철저히 구비되게 하려 함이니라

··· 디모데후서 3장 15~17절

사람이 떡으로만 살 것이 아니요 하나님의 입으로 나오는 모든 말씀으로 살 것이라

··· 마태복음 4장 4절

하나님

하나님은 이 세상과 사람을 만드시고, 지금도 운영하시는 분입니다. 그렇기 때문에 하나님은 세상이 있기 전부터 스스로 계신 신 중에서도 최고의 신이십니다. 삶과 죽음을 주관하시며, 예수님을 통해 우리의 죄악을 없애셔서 영혼을 구하시고 영원히 함께 살 수 있는 길을 열어주셨습니다.

하나님은 사랑이시라

··· 요한일서 3장 8절

> 두려워 말라 나는 처음이요 나중이니
>
> … 요한계시록 1장 17절

> 몸은 죽여도 영혼은 능히 죽이지 못하는 자들을 두려워하지
> 말고 오직 몸과 영혼을 능히 지옥에 멸하실 수 있는 이를 두
> 려워하라
>
> … 마태복음 10장 28절

세상

세상은 하나님께서 인간을 만드시기 전에 만드신 인간이 살아갈 곳
입니다.

> 태초에 하나님이 천지를 창조하시니라
>
> … 창세기 1장 1절

> 만물이 그(하나님)로 말미암아 지은 바 되었으니 지은 것이
> 하나도 그가 없이는 된 것이 없느니라
>
> … 요한복음 1장 3절

인간

자식을 낳지 않는다고 해서 처벌을 받지는 않습니다. 하지만 대부분

의 사람은 적정한 나이가 되면 자신과 닮은 존재를 낳고 싶어 합니다. 그리고 그 자식을 무한한 사랑을 줄 대상으로 여깁니다. 그런데 바로 이 마음이 우리를 향한 하나님의 사랑의 마음이자, 인간을 창조하신 이유입니다. 그래서 '예수님은 당신을 사랑하십니다'라는 말을 하는 이유는, 사람이 하나님께 무엇을 해서가 아니라 처음부터 사랑을 해줄 대상으로 창조하셨기 때문인 것입니다. 자식이 부모를 사랑하고 존경하는 것이 부모에게는 기쁨인 것처럼, 하나님께서는 우리가 하나님을 사랑하고 기뻐하는 것을 바라십니다. 그래서 성경은 인간의 존재 이유를 하나님을 기뻐하고 예배하는 것이라고 말합니다.

> 여호와 하나님이 흙으로 사람을 지으시고 생기生氣를 그 코에 불어넣으시니 사람이 생령生靈이 된지라
>
> … 창세기 2장 7절

> 주께서 내 내장을 지으시며 나의 모태에서 나를 만드셨나이다
>
> … 시편 139편 13절

> 내 형질이 이루어지기 전에 주의 눈이 보셨으며 나를 위하여 정한 날이 하루도 되기 전에 주의 책에 다 기록이 되었나이다
>
> … 시편 139편 16절

사람은 죄를 짓게 되면서 죽는 존재가 되었습니다. 그리고 성경에서 말하는 죄 중 가장 큰 죄는 하나님을 저버리고, 하나님 없이 자신을 자신의 삶의 주인으로 여기며, 하나님을 없이 살아가는 것입니다. 마치 자식이 부모로 인해 자신이 태어났음에도 불구하고 부모를 인정하지 않고, 자기 스스로 세상에 태어났다고 여기며 살아가는 것과 같습니다.

> 의인은 없나니 하나도 없으며
>
> ⋯ 로마서 3장 10절

> 한 사람으로 말미암아 죄가 세상에 들어오고 죄로 말미암아
> 사망이 들어왔나니 이와 같이 모든 사람이 죄를 지었으므로
> 사망이 모든 사람에게 이르렀느니라
>
> ⋯ 로마서 5장 12절

예수

하나님께서는 인간의 죄를 해결하기 위해서 자신의 아들이자 동등자이신 예수님을 이 땅에 보내시고는 십자가에 못 박히게 하심으로써 죄의 대가를 치르게 하셨습니다. 인간은 예수님 덕분에 죽은 영혼이 살아나 하나님과 영원히 사는 구원을 얻을 수 있게 된 것입니다. 그리

고 가장 중요한 것은 하나님은 성경을 통해 예수 외에는 다른 구원을
받을 수 있는 길을 준 적이 없다고 말씀하신다는 점입니다.

> 이는 죄가 사망 안에서 왕 노릇 한 것같이 은혜도 또한 의로
> 말미암아 왕 노릇 하여 우리 주 예수 그리스도로 말미암아 영
> 생에 이르게 하려 함이니라
>
> ⋯ 로마서 5장 21절

> 다른 이로써는 구원을 받을 수 없나니 천하 사람 중에 구원
> 을 받을 만한 다른 이름을 우리에게 주신 일이 없음이라 하
> 였더라
>
> ⋯ 사도행전 4장 12절

십자가

십자가는 예수님께서 인간의 죄를 없애주셨다는 상징물입니다. 즉,
예수님의 피와 희생을 의미합니다. 어머니가 자식을 낳을 때 피를 흘
리듯 십자가의 예수님 피는 생명을 위한 피입니다.

> 죄의 삯은 사망이요 하나님의 은사는 그리스도 예수 우리 주
> 안에 있는 영생이니라
>
> ⋯ 로마서 6장 23절

네가 만일 네 입으로 예수를 주로 시인하며, 또 하나님께서 그를 죽은 자 가운데서 살리신 것을 네 마음에 믿으면, 구원을 받으리라 사람이 마음으로 믿어 의에 이르고 입으로 시인하여 구원에 이르느니라

··· 로마서 10장 9~10절

회개

회개repentance는 돌아섬이라는 의미를 갖는데 이는 죄로부터 완전히 돌아서는 것을 의미합니다. 그런데 많은 사람들이 단순히 자신의 잘못이나 그에 대한 미안함을 고백하는 것이 회개라고 오해합니다. 삶이 변화되지 않는 죄의 고백은 진정한 회개가 아닙니다.

너희는 돌이키라 너희는 돌이켜 너희의 악한 길들에서 떠나라 어찌하여 너희가 죽고자 하느냐?

··· 에스겔 33장 11절

그러므로 회개에 합당한 열매를 맺고

··· 마태복음 3장 8절

복음

복음이란 예수그리스도께서 십자가에 죽으시고 죽은 자 가운데서

살아나심으로 이제 인간의 영혼이 죽지 않고 영원히 하나님과 함께 살게 되었음을 의미합니다. 즉, 죄 때문에 멀어진 하나님과 인간의 관계를 하나님과 친했던 원래의 관계로 회복하게 되는 것을 의미합니다.

> 그러나 두려워하는 자들과 믿지 아니하는 자들과 흉악한 자들과 살인자들과 행음자들과 술객들과 우상숭배자들과 거짓말하는 자들은 불과 유황으로 타는 못에 참예하리니 이것이 둘째 사망이라
>
> … 요한계시록 21장 8절

> 곧 우리가 원수 되었을 때에 그의 아들의 죽으심으로 말미암아 하나님과 화목(화해)하게 되었은 즉 화목된 자로서는 더욱 그의 살아나심으로 말미암아 구원을 받을 것이니라
>
> … 로마서 5장 10절

죽음

세상에서 말하는 죽음은 육체의 죽음을 의미합니다. 하지만 성경은 육체의 죽음은 한 순간이라고 하면서 사후에는 영혼의 영원한 죽음 또는 영원한 삶이 있다고 말합니다.

> 너의 길을 여호와께 맡기라 저를 의지하면 저가 이루시고

네 의를 빛같이 나타내시며 네 공의를 정오의 빛같이 하시리로다

… 시편 37장 5~6절

재림

예수님은 모두가 알 수 있도록 구름을 타고 하늘로 올라가셨을 때처럼 다시 내려오실 때도 구름을 타고 나팔소리와 함께 오신다고 하셨습니다. 또 다시 오시는 때는 주님만이 아신다고 했습니다. 즉, 자신이 재림 예수라고 하거나 언제 예수님이 오실 것이라고 하거나 종말 날짜를 이야기하는 이들의 말은 거짓입니다. 예수님이 다시 오시면 죽었던 영혼들은 영원히 죽지 않는 몸으로 다시 살고, 살아 있던 인간들은 영원히 죽지 않는 몸과 영혼으로 살아가게 된다고 하십니다.

우리가 예수의 죽었다가 다시 사심을 믿을진대 이와 같이 예수 안에서 자들도 하나님이 저와 함께 데리고 오시리라 주께서 호령과 천사장의 소리와 하나님의 나팔로 친히 하늘로 좇아 강림하시리니 그리스도 안에서 죽은 자들이 먼저 일어나고 그 후에 우리 살아남은 자도 저희와 함께 구름 속으로 끌어올려 공중에서 주를 영접하게 하시리니 그리하여 우리가 항상 주와 함께 있으리라

… 데살로니가전서 4장 13~18절

심판

다만 영원히 사는 데 있어 죄의 결과를 책임지는 심판이 분명히 있을 것이라고 말합니다. 이 심판 때 인간이 무죄 판결을 받을 수 있는 방법으로 하나님께서는 예수그리스도가 우리 대신 대가를 치르셨다는 복음이라는 해결책을 주셨습니다. 사단과 함께 심판 받는 곳에 그대로 있는 자는 영원히 지옥에서 지내게 되고, 예수그리스도의 죄사함을 듣고 믿는 자들은 천국에서 영원히 하나님과 살게 된다고 하나님은 성경을 통해서 말씀하십니다.

> 한 번 죽는 것은 사람에게 정하신 것이요 그 후에는 심판이 있으리니
>
> ⋯ **히브리서 9장 27절**

영생

사망의 권세를 이기신 예수님이 부활하신 것처럼 우리는 부활할 수 있습니다. 따라서 그리스도인의 슬픔은 달라져야 합니다. 우리가 예수님을 통해서 하나님과 관계를 맺고 있다는 것을 믿는다면 우리는 죽음을 두려워할 이유가 없습니다. 그리고 그 믿음이 영생으로 들어가는 문입니다.

물론 죽음 때문에 헤어지는 것은 당연히 슬픈 일이지만 영원한 미래에 다시 볼 수 있다는 희망을 떠올려야 합니다.

> 이 세상은 우리의 집이 아니다 우리는 하늘에 있는 우리의 영
> 원한 집을 기대하고 있다
>
> … 히브리서 13장 14절

구원

구원은 인간에 대한 하나님 사랑의 확증입니다. 하나님께서는 예수 그리스도가 십자가에 못 박혀 인간의 죄를 없애주었다는 것을 믿는 사람이라면 누구에게나 구원을 주겠다고 하셨습니다. 그렇기 때문에 죽음은 마침표가 아니라 구원이라는 영원한 삶을 위한 쉼표입니다.

> 누구든지 주(예수)의 이름을 부르는 자는 구원을 얻으리라
>
> … 로마서 10장 13절

> 또 그리스도께서 너희 안에 계시면 몸은 죄로 인하여 죽은 것
> 이나 영은 의를 인하여 산 것이니라
>
> … 로마서 8장 10절

천국

천국은 죄악으로 망가져서 오염되고 질병이 있는 이 세상과는 달리, 질병도 아픔도 없는 곳입니다. 하나님과 인간이 함께 영원히 행복하게 살아갈 집인 것입니다.

모든 눈물을 그 눈에서 씻기시매 다시 사망이 없고 애통하는 것이나 곡하는 것이나 아픈 것이 다시 있지 아니하리니 처음 것들이 다 지나갔음이러라

… 요한계시록 21장 4절

만일 땅에 있는 우리의 장막 집이 무너지면 하나님께서 지으신 집 곧 손으로 지은 것이 아니요 하늘에 있는 영원한 집이 우리에게 있는 줄 아느니라 참으로 우리가 여기 있어 탄식하며 하늘로부터 오는 우리 처소로 덧입기를 간절히 사모하느라

… 고린도후서 5장 1~2절

암 환자와
가족이 알아야 할
질문과 대답

01 ——

암 진단을 처음 받았을 때 어떻게 해야 하나요?

암 치유에 관한 정보를 제대로 파악한 후 긍정적인 마음으로 암 치유에 임해야 합니다.

02 ——

첫 암 진단을 받았습니다. 다른 병원에 요청한 재검사 결과가 나오길 기다리는 일주일 동안 무엇을 어떻게 해야 할까요?

암 치유에 관한 자료를 차분하게 알아보면서 가족들에게 이해와 격려를 받으세요.

03 ——

의사와 상담할 때 무엇을 물어봐야 하나요?

정확한 병명, 암 발생 위치, 암 크기, 암 주기, 권하는 치료법, 예상 입원비 등을 물어보세요. 가족회의를 통해서 질문 항목을 미리 준비하면 더욱 좋습니다.

04 ———
암 치유를 위한 좋은 병원과 의사를 선택할 때 고려해야 할 사항은 무엇입니까?

좋은 병원과 의사를 선택하기 위해서는 암 수술 횟수 및 성공률, 암 전문 병원인지의 여부를 고려해야 합니다. 그러나 통원을 할 경우에는 암 환자가 지치지 않도록 거리가 가까운 병원을 선택하기를 권합니다.

05 ———
암 치유를 하는 동안 병원, 요양원, 집 중에 어디서 지내는 것이 좋은가요?

암 치유에 적합한 장소는 암 환자의 병 상태와 경제적 상황에 따라서 달라집니다. 또한 암 치유의 시기별로도 달라질 수 있습니다. 각 기관들의 장단점과 암 환자의 상태를 고려해서 가장 적절한 곳을 선택하세요.

06 ———
암 치료비 지원 제도에는 무엇이 있으며, 보험은 꼭 필요한가요?

손쉽게 치료되는 암은 크게 걱정이 없지만, 중증 암일 경우에는 가정이 어려워지기 쉽습니다. 이때 반드시 알아야 할 정보는 건강보험에 가입되어 있을 경우 중증 암 환자로 국가에 등록하면 5년간 치료비의 5퍼센트만 내고 치료 받을 수 있다는 것입니다. 그러나 항암 치료를 할 때 새로운 항암제에는 보험이 적용되지 않는 경우가 많으므로 보험이 적용되는지의 여부를 치료 전에 알아보세요.

07 ———
암 진단을 받았을 때 겪는 죽음을 받아들이는 5단계가 무엇인가요?

일반적으로 암 환자들은 암 진단을 받았을 때 '부정, 분노, 타협, 우울, 수용'의 심리적 과정을 겪습니다. 이 과정을 이해하고 있으면 환자는 자신의 상태를 파악함으로써 보다 빨리 평안한 수용의 단계에 접근하게 됩니다. 가족들도 환자를 보다 깊이 이해하고 돕는 데 도움이 될 것입니다.

08 ———
암 환자에게 암 진단 결과를 꼭 알려야 하나요?

암 환자가 자신의 병 상태를 정확히 알아야만 그 순간부터 제대로 된 암 치유가 이루어질 수 있습니다.

09 ———
환자에게 암 진단 결과를 어떻게 알려야 하나요?

암 진단 결과는 환자의 상태를 고려해서 누가, 어떤 방식으로, 언제 전할 것인지를 정해서 알려야 합니다.

10 ———
암을 치유할 때는 가족들의 사랑이 중요하다고 들었습니다. 구체적으로 어떻게 사랑해야 하나요?

사랑하는 최고의 방법은 함께 시간을 보내는 것입니다. 암 환자와 가족이 몸과 마음을 함께하는 시간을 갖도록 하세요.

11 ———
암을 치유하는 동안 시간을 의미 있게 보내는 방법에는 무엇이 있나요?

하고 싶은 것들을 정해 한 개씩 이루려고 해보세요.

12 ———

우울증은 암 환자만 걸리는 것이 아니라 가족들도 걸릴 수 있다던데요?

암 환자 가족의 3분의 2가 우울 증세를 보입니다. 그래서 성공적인 암 치유를 위해서는 가족들의 마음을 잘 살피는 일도 중요합니다.

13 ———

암 환자와 가족들이 대화할 때 중요한 것은 무엇인가요?

암 환자는 자신이 느끼는 감정을 솔직히 드러내야 하고, 가족들은 환자와 공감하려는 마음가짐으로 대화에 임해야 합니다.

14 ———

가족들의 의사를 어떻게 수렴하고 결정해야 하나요?

정보 요점정리자의 역할을 하는 사람이 수집하고 정리한 정보를 환자와 가족들에게 전달하되, 최종 선택은 가족들이 협의해서 합니다. 단, 환자가 성인인 경우 환자의 의견을 우선적으로 존중해주어야 합니다.

15 ———

암을 치유하고 있는 중인데 외롭습니다. 어떻게 해야 이겨낼 수 있나요?

암을 치유하는 동안에는 환자뿐만 아니라 가족들도 그들의 의지만으로 외로움을 이겨내기 힘듭니다. 지속적으로 상황을 이야기하고 응원해줄 수 있는 중보기도자를 세우거나 공감해줄 수 있는 공동체의 보살핌을 받으세요.

16 ———

배우자가 암에 걸렸을 때는 어떻게 해야 하나요?

환자는 누구보다도 배우자를 가장 많이 의지합니다. 환자가 암을 잘 치유할 수 있도록 동역자가 되어주세요.

17 ——
암이란 무엇입니까?

암이란 급속히 증가하는 비정상적인 세포들을 말하는데 실제 그 종류는 200여 가지에 이른다고 합니다. 하지만 '암=사망선고'라는 인식이 만연했던 과거와는 달리 현재에는 꼭 그런 것만도 아닙니다. 2005~2009년의 암 치유율이 62퍼센트로 절반 이상의 높은 비율을 보인 것입니다. 이제 암은 알면 고칠 수 있는 병이 되었습니다.

18 ——
예후가 무엇인가요?

예후는 환자들의 생존 기간을 중앙값으로 읽는 수치입니다. 따라서 예후가 좋다는 말은 생존 기간이 길 것이라는 말을 의미하게 됩니다. 하지만 중요한 것은 예후는 통계일 뿐 생존 기간은 개인마다 제각각이라는 사실입니다. 예상했던 것보다 오래 사는 사람도 많습니다.

19 ——
암에 관련된 정보를 수집하고 분석하는 방법을 알려주세요.

암에 대한 정보는 서적, 인터넷, 의학신문 등에서 구할 수 있습니다. 하지만 잘못된 정보나 사기성이 있는 정보들도 많으므로 믿을 만한지, 제대로 된 정보인지의 여부를 잘 구별해야 합니다.

20 ——
암을 발생시키는 원인은 무엇인가요?

현재 암을 유발시키는 원인으로 스트레스, 흡연, 잘못된 식습관, 발암물질, 유전자 변형 등이 거론되고 있습니다. 하지만 아직까지도 직접적인 원인은 밝혀지지 않은 것이 현실입니다.

21

3대 치료법이 무엇인가요?

3대 치료법은 암 치료법 중 가장 대표적인 수술, 방사선치료, 항암 치료를 말합니다. 수술은 암세포를 잘라내는 방법이고 방사선치료는 방사선을 몸에 쪼여 암세포를 죽이는 방법이며 항암 치료는 화학약품인 항암제를 투여해 암세포를 죽이는 방법입니다. 이러한 치료법들의 효과와 부작용을 각각 파악한 후 어떤 치료를 받을지 선택해야 합니다. 또 위의 세 가지 치료법 외에 다른 치료법들이 있다는 것도 알아두는 것이 좋습니다.

22

3대 치료법을 받는 암 환자의 심리 상태는 어떨까요?

3대 치료법을 받기로 한 환자는 치료를 시작했을 때 생기게 될 신체와 일상생활의 변화에 대해 두려움을 느낍니다. 또한 어느 누구도 자신의 고통을 대신할 수 없다는 생각에 외로움을 느낄 수 있으므로 더 많은 사랑과 관심을 기저주어야 합니다.

23

대체요법과 보완요법은 무엇인가요?

대체요법은 3대 치료법을 대신해 사용하는 치료를 말하고, 보완치료는 3대 치료법과 함께 병행되어 보완적인 역할을 하는 치료를 말합니다.

24

표준 치료법과 임상시험 치료는 무엇인가요?

표준 치료법은 진단 받은 암을 치료하는 데 가장 적절하다고 여겨지는 치료법입니다. 3대 치료법인 수술, 방사선치료, 항암 치료 등이 이에 속합니다.

그런데 암의 종류는 200여 가지나 되며 일부 암을 제외한 상당수의 암은 아직 정복되지 않았습니다. 즉, 몇 가지 대표적인 암을 제외하고는 확실한 치료제가 없는 상황입니다. 이때 증명되지는 않았지만 치료 가능성이 있을지도 모른다는 전제 하에 새롭게 개발된 항암제를 투여하는 방법이 임상시험 치료입니다.

25 ———
건강보조식품을 꼭 먹어야 할까요?

건강보조식품은 암을 고치는 약이 아닌, 몸에 필요한 영양소를 공급하는 식품의 일부라고 이해해야 합니다. 암을 고치는 약인 것처럼 선전하는 많은 건강보조식품들은 실제로 동물들을 대상으로 임상 실험을 한 것입니다. 사람의 암 치료에 효과가 있다고 과학적으로 검증된 건강보조식품은 현재로서는 없습니다.

26 ———
어떤 치료법이 가장 올바를까요?

지성에만 국한되는 치료가 아닌 감성 치료, 영성 치료가 함께 실시되는 전인격적 치료입니다.

27 ———
암 치유를 위해 가져야 할 마음가짐은 무엇입니까?

두려워하는 마음을 제거하는 것입니다.

28 ———
내 몸 안에 암세포가 있다는 것이 불안합니다. 불안을 어떻게 없앨 수 있을까요?

몸 안에 암세포가 있다고 해서 사람이 꼭 죽는 것은 아닙니다. 면역세포를 활성화시켜서 암세포를 더 이상 퍼지지 않게 하고 가만히 있게 만들면 그것을 제거하지 않아도 생명에 지장이 없습니다. 암세포를 두려워하는 대신 가만히만 있어달라고 달래며 동역자로 여겨야 합니다.

29 ─────
면역세포는 암 치유와 구체적으로 어떤 관계가 있나요?

면역세포는 인체 내에 외부 이물질이 들어왔을 때 그것을 공격해 건강을 유지하게 해주는 세포입니다. 면역세포를 활성화시켜서 암세포를 공격하게 하는 것이 암세포의 근원까지 없애는 가장 확실한 방법입니다.

30 ─────
국내에서는 현대의학법이 큰 영향력을 행사하고 있는데 해외에서는 어떤가요?

국내와 달리 해외에서는 현대의학의 한계를 인정하면서 자연의학에 대한 수요가 상당해졌고 연구도 증가되고 있습니다.

31 ─────
5년 생존율이 무엇인가요?

5년 생존율이란 의학치료를 통해 완치 판정을 받은 후 5년 동안 살아 있는 암 환자들의 확률입니다. 그런데 5년 생존율의 높고 낮음은 모집단의 평균을 나타낼 뿐이므로 생존율은 개개인마다 차이가 있을 수 있습니다.

32 ─────
암이 재발하는 이유와 재발 방지 방법은 무엇인가요?

암이 재발하는 이유는 근원 치료가 이루어지지 않았기 때문입니다. 암의 재발을 막기 위해서는 눈에 보이는 암세포를 제거하는 증상 치료가 아닌 암세포가 살 수 없는 체내 환경을 만드는 치료가 필요합니다.

33 ———
암 환자를 위한 음식에는 어떤 것이 있나요?

원재료가 보이는 음식이 좋습니다. 또 그것을 기분 좋게 먹는 것도 중요합니다.

34 ———
암 환자에게 운동이 왜 중요합니까?

운동을 하면 산소가 공급되고 42도의 고열이 발생해서 암세포가 파괴됩니다.

35 ———
몇 시쯤 잠을 자는 것이 좋을까요?

세포의 재생이 이루어지는 밤 10시부터 새벽 2시 사이에 잠을 자는 것이 좋습니다.

36 ———
물은 암 치유와 어떤 관계가 있나요?

물은 몸속의 노폐물을 밖으로 빼내고 세포 곳곳에 산소를 공급합니다. 이렇게 몸에 좋은 물의 하루 섭취 권장량은 1.8리터입니다.

37 ———
암 환자의 살이 너무 많이 빠집니다. 어떻게 해야 하나요?

고칼로리를 섭취할 수 있도록 식단을 바꾸거나 더 많은 영양소가 흡수될 수 있는 조리법을 연구해야 합니다. 또 식사 전의 운동이나 즐거운 식사 분위기도 환자의 식사량을 늘리는 데 도움을 줍니다.

38 ———

머리카락이 빠져요. 어떻게 해야 하나요?

A38 방사선치료나 항암 치료를 받으면 머리카락이 빠지기 시작합니다. 하지만 치료를 마친 후 6~8주가 지나면 다시 나니 걱정하지 않아도 됩니다. 암 환자가 탈모 때문에 수치심을 느낀다면 이렇게 탈모 현상이 일시적이란 것을 알려서 안심시켜 주어야 합니다. 그래도 항암 치료로 단기간에 머리카락이 많이 빠지면, 환자가 많이 당황할 수 있으니, 예쁜 모자(두건)나 스카프, 가발을 미리 준비해주세요.

39 ———

통증 때문에 고통스럽습니다. 어떻게 해야 할까요?

통증 관리는 아주 중요합니다. 무작정 참지 말고 의사와 상의한 후 반드시 진통제를 처방 받아서 통증을 조절하세요.

40 ———

배가 볼록하게 부풀어 올랐어요. 복수가 차서 그렇다는데 어떻게 해야 하나요?

일정량의 물이 배에 차면 주삿바늘로 빼줘야 합니다. 병원에서 상담을 받고 주기적으로 뺄 수 있도록 하세요.

41 ———

구토 증상이 반복됩니다. 어떻게 해야 하나요?

움직이기 어려운 환자의 경우 구토로 인한 이물질이 기도를 막을지도 모르기 때문에 고개를 옆으로 돌려 눕게 해주어야 합니다. 반복적인 구토 증상으로 환자가 지쳐 할 때는 의사와 상담해 약을 처방 받으세요.

42 ——

스트레스는 암을 치유하는 데 안 좋은 영향을 미친다고 들었습니다. 스트레스와 암에는 어떤 연관성이 있나요?

스트레스는 면역세포가 제대로 활동하지 못하게 하는 호르몬을 분비해 암을 유발시킬 수 있습니다. 따라서 스트레스는 암에 걸리기 전에도 조심해야 하고 암을 치유하는 중일 때도 잘 해소해야 합니다.

43 ——

암은 성격과도 연관이 있다고 들었습니다. 너무 착하기만 한 성격을 가진 사람들이 암에 걸리는 경우가 많다면서요?

자신의 생각과 욕구를 억누르고 남을 위하기만 하는 것도 일종의 병입니다. 자신이 싫은 것에 대해서는 '노'라고 할 줄 알아야 육체적으로든 정신적으로든 영적으로든 건강하게 살 수 있습니다.

44 ——

걱정이 몸에 안 좋다는 것을 알면서도 생각처럼 쉽게 떨칠 수 없습니다. 어떻게 걱정을 없앨 수 있나요?

우리가 살아가면서 하는 걱정거리들 중 실제로 일어나는 사건은 겨우 4%라고 합니다. 하지 않아도 될 96%의 걱정을 버리세요. 주변 상황에는 손 하나 건드리지 않고 걱정을 없앨 수 있는 가장 좋은 방법은 자신의 생각을 바꾸는 것입니다.

45 ——

마음을 굳게 다잡아야 한다는 것을 알면서도 자꾸 낙담하게 됩니다.

낙담은 하나님께서 주시는 것이 아닙니다. 사단이 우리를 쓰러뜨리기 위해 주는 감정입니다. 따라서 낙담이 마음속에 자리 잡지 못하도록 노력해야 합니다.

46 ———

항상 두려움에 사로잡혀 있습니다. 특히 혼자 있을 때면 더 두렵습니다. 어떻게 두려움을 떨쳐버릴 수 있을까요?

암에 관한 정보를 습득하고 적절하게 대처하는 방법을 알아두면 막연함에서 오는 두려움을 줄일 수 있습니다. 그리고 두려움이 자리 잡지 못하도록 스스로 마음을 다잡아야 합니다.

47 ———

몸과 마음이 고통스러울 때면 모든 것을 포기하고 싶어집니다. 절망적인 마음이 들 때 어떻게 해야 하나요?

자신의 고통을 주변 사람에게 표현해야 합니다. 주변 사람들이 그것을 들어주고 공감해줄 때 고통은 나눌 수 있습니다.

48 ———

저는 항상 더 잘살기 위해 먹을 것, 입을 것을 아끼고 잠도 잘 못 자면서 앞만 보고 달려왔습니다. 여태까지 쌓아온 것들이 무너지는 것 같고 억울한 마음에 화병이 먼저 생길 것 같습니다. 이 답답한 마음을 어떻게 해야 하나요?

우리가 지금 가진 모든 것들은 본래 나의 것이 아니며 잠시 빌려 쓰는 중이란 것을 깨달으면 삶이 주어진 것 자체에 대해 감사하는 마음을 가질 수 있습니다.

49 ———

누군가를 계속 미워하고 있습니다. 남을 미워하는 마음이 오히려 저를 지치고 힘들게 합니다. 어떻게 해야 미워하는 마음을 없앨 수 있을까요?

미움이 오히려 나를 지치게 하고 다치게 한다는 것을 계속해서 되새기세요. 성경에서의 '원수를 사랑하라'는 말씀이 원수가 아닌 '나'를 위한 말씀이며 진리라는 것을 깨닫게 될 것입니다.

50 ———
암 진단을 받은 후 무엇을 하든 간에 자꾸만 불만이 생깁니다. 제 불만 때문에 주변 사람들까지 불편해 합니다. 불만을 없앨 수 있는 방법이 없을까요?

불만은 자신의 마음가짐과 시각 때문에 생깁니다. 따라서 이를 없애기 위해서는 주변 상황을 바꾸기보다는 자신의 비뚤어진 마음가짐을 바꿔야 합니다.

51 ———
우울증이 온 것 같아요. 어떻게 해야 하나요?

우울증은 암 환자와 가족에게 쉽게 발생할 수 있는 증상입니다. 그렇기 때문에 우울 증세가 나타났을 때는 부인하기보다 적극적으로 치료를 해야 합니다. 규칙적인 운동과 정신과 상담을 통해 도움을 받는 것이 좋습니다.

52 ———
용서와 암 치유에는 어떤 관계가 있나요?

용서에는 크게 '용서함'과 '용서 받음'이 있습니다. 그런데 중요한 것은 '용서를 하지 못하는 것'과 '용서를 받지 못하는 것' 모두 암 환자의 정신과 몸에 해롭다는 사실입니다.

53 ———
암 환자에게 사랑을 표현하는 방법은 무엇입니까?

사랑을 표현하는 가장 좋은 방법은 함께 시간을 보내는 것입니다.

54 ———
터치는 암 치유에 어떻게 도움이 되나요?

터치는 암 환자의 통증을 감소시키는 데 도움이 됩니다. 또한 면역력을 높여주기도 합니다.

55 ———
암 치유에 있어 긍정적인 생각이 왜 중요한가요?

암을 치유하는 동안 긍정적인 생각을 갖는 것은 아주 중요합니다. 부정적인 생각이 암 치유를 방해하기 때문입니다.

56 ———
암을 치유할 때 왜 감사하는 마음이 중요한가요?

주어진 상황에 감사할 줄 아는 마음은 면역세포의 회복을 돕습니다. 또한 긍정적인 마음으로 꾸준히 치유를 받을 수 있게 하는 아주 중요한 자세입니다.

57 ———
웃음이 암 치유에 어떻게 도움이 되나요?

〈웃으면 복이 와요〉라는 코미디 프로그램도 있었던 것처럼 웃음은 풍부한 신소를 공급하고, 내부 장기가 운동하게 하고, 면역력을 높이는 호르몬을 분비하게 합니다.

58 ———
울음이 암 치유에 어떻게 도움이 되나요?

울음은 몸속의 스트레스 호르몬을 몸 밖으로 배출하게 하고 응어리진 마음을 풀어주는 정화작용을 합니다.

59 ———

봉사와 암 치유에는 어떤 관계가 있나요?

봉사를 하면 암 환자가 자신의 삶을 가치 있게 느낄 수 있습니다. 또한 면역력이 높아지기도 합니다.

60 ———

미술이 어떻게 암 치유에 도움을 줄 수 있나요?

미술 치료는 미술을 통해 환자의 마음을 자연스럽게 드러나게 함으로써 내면을 치유하는 데 도움을 줍니다.

61 ———

음악은 암 치유에 어떻게 도움이 되나요?

자신의 감정을 표현하고, 이해하고, 위로 받고, 격려 받는 데 음악이 도움이 됩니다. 또한 음악 치료에 암 환자와 가족이 함께 참여하면 서로 이해하고 화합하는 것에 도움이 됩니다.

62 ———

글쓰기가 암 치유에 어떻게 도움이 되나요?

암 환자가 글로 자신의 생각을 표현하면 마음이 정리되고 평안해지는 것을 느낄 수 있습니다.

63 ———

신앙이 암 치유에 도움이 될까요?

신앙을 가진 사람은 믿음을 통해 절대자로부터 차원이 다른 힘을 얻습니다. 또한 신앙은 영적인 면역체계를 강하게 함으로써 놀라운 치유 효과를 나타내게 합니다.

64 ──────

기도는 암 치유와 어떤 관계가 있나요?

기도는 마음에 있는 것들을 고백하게 함으로써 마음에 치유가 일어나도록 합니다. 실제로 기도가 절정에 이를 때 분비되는 신경전달물질은 건강을 회복시키는 강력한 호르몬을 분비합니다.

65 ──────

호스피스완화의료 서비스가 무엇인가요?

호스피스완화의료 서비스란 최후를 맞은 암 환자가 고통 없이 삶의 마지막을 마무리 할 수 있도록 돕는 서비스입니다. 육체적으로 통증 관리를 도울 뿐만 아니라 정서적, 영적으로도 남은 삶을 평안히 지낼 수 있도록 돕습니다.

66 ──────

하나님께서는 왜 인간에게 아픈 고통을 허락하셨을까요?

미국의 폴 브랜드 박사는 "고통은 하나님께서 주신 최고의 선물"이라고 말했습니다. 고통이 있기에 우리가 위험을 감지할 수 있고 병이 들었다는 것을 깨닫고는 치료를 할 수 있다면서 말입니다. 이처럼 고통도 우리를 향한 하나님의 사랑이라는 것을 깨닫는다면 위로가 될 것입니다.

67 ──────

임종이 가까워 오는 것을 어떻게 알 수 있나요?

임종이 가까워 오면 암 환자는 숨이 차게 되고 구역질과 구토 증상을 보입니다. 또한 환영을 보기도 합니다.

68 ──

임종을 앞둔 암 환자는 어떤 정신적 증상을 나타내나요?

임종을 앞두면 암 환자는 본능적으로 자신이 떠나야 할 때가 되었음을 알게 됩니다. 그렇기 때문에 세상에 대한 집착을 버리려고 애쓰고는 합니다.

69 ──

임종을 앞둔 암 환자는 어떤 영적 증상을 나타내나요?

죽음을 앞둔 암 환자는 삶과 죽음의 의미, 믿음에 대한 내적 갈등, 신과의 화해 또는 신에 대한 분노 등에 대해 고민합니다. 또 신앙을 갖고 싶어 할 경우에는 복음을 전하거나 성직자를 소개시켜 주는 것이 좋습니다.

70 ──

암 환자가 임종한 직후에는 무엇을 해야 하나요?

환자가 사망 진단을 받으면 가족과 지인들은 그를 떠나보내는 의식 또는 작별인사를 합니다. 그리고 사망한 시신을 장례식장으로 옮기기 위한 처리를 합니다.

71 ──

웰빙만큼 웰다잉도 중요하다고 들었습니다. 웰다잉이 무엇인가요?

살아 있는 동안 잘 사는 웰빙도 중요하지만, 평안하고 품위 있는 죽음을 맞이하는 웰다잉도 중요합니다. 아름다운 죽음 '웰다잉'에 대한 지혜는 삶을 더욱 풍요롭게 합니다.

72 ──

장기기증은 왜 해야 하고, 어떻게 할 수 있나요?

장기기증을 통해 다른 사람에게 새 생명을 주는 행위는 인간이 할 수 있는 가장 고결한 일입니다. 장기기증 신청은 관련 단체에서 하면 됩니다.

73 ———
장례식에는 어떤 의미가 있나요?

장례식장은 한 사람이 살아온 인생이 마무리되는 곳입니다. 또한 조문객에게는 삶의 진정한 의미에 대해 진지하게 생각해볼 수 있는 시간을 줍니다.

74 ———
기독교식 장례와 그 절차가 갖는 의미는 무엇인가요?

기독교식 장례는 떠나는 사람이 사랑하는 사람들에게 남기는 복음 전파의 기회가 될 수 있습니다.

75 ———
연령별로 죽음을 어떻게 인식하나요? 또 그들을 어떻게 도와야 하나요?

연령별로 죽음을 다르게 인식합니다. 따라서 아이들에게는 죄책감을 갖지 않도록, 청소년들에게는 혼란스러워 하지 않도록, 20~30대에게는 지나친 부담감을 가지지 않도록, 40~50대에게는 남은 인생을 준비하는 계기로 여기도록 도와야 합니다.

76 ———
고인과 사별한 것이 너무 슬퍼요. 마음을 추슬러야 할 필요가 있지 않을까요?

사별 후 고인을 잃은 것을 슬퍼하는 감정은 자연스러운 것입니다. 또 남은 자들이 고인의 죽음을 받아들이고 새로운 삶에 적응할 수 있도록 하는 데에도 아주 중요하게 작용합니다.

77 ———
사별가족 모임이란 무엇이고, 그것이 왜 필요한가요?

사별가족 모임은 사랑하는 고인을 보내고 남은 가족들의 모임입니다. 이 모임은 남은 가족들이 다시 생활에 적응하는 데 도움을 줍니다.

78 ——

사별 가족을 위해서는 무엇을 하면 좋을까요?

사별 가족 앞에서 고인을 사랑하고 기리는 것을 꺼리지 말고, 표현하고 공감하는 것이 좋습니다. 또 책이나 음악 등의 애정 어린 선물도 도움이 될 수 있습니다.

79 ——

사별 가족에게 꼭 하고 싶은 말은 무엇인가요?

신앙을 가지세요. 그리고 교회에 출석하면서 성경말씀을 들으며 믿음을 키워나가세요.

80 ——

암 환자와 가족들에게 어떤 선물을 하는 것이 좋을까요?

시, 책, 음반 등은 환자와 가족들을 위한 좋은 선물이 될 수 있습니다.